Theo Kneubühler

Malerei als Wirklichkeit

Baselitz, Höckelmann,
Kiefer, Kirkeby, Lüpertz, Penck

Herausgegeben und eingeleitet
von Johannes Gachnang

Merve Verlag Berlin

Gedruckt mit freundlicher Unterstützung der STIFTUNG PRO HELVETIA

1 Berlin 15. Printed in Germany. Druck- und Bindearbeiten: Dressler, Berlin. Umschlagentwurf: Jochen Stankowski, Köln.

ISBN-Nr. 3-88396-045-4

INHALT

AVERTISSEMENT

Die hier präsentierten Aufsätze entstanden in den vergangenen zehn Jahren mit den Schwerpunkten in der ersten Hälfte jenes Zeitabschnittes. In einem gewissen Sinne könnte man sie als Auftragsarbeiten bezeichnen, traten sie doch zur Hauptsache als Beiträge in den Katalogen der von mir initiierten und vorgestellten Ausstellungen in der Kunsthalle Bern erstmals in Erscheinung. Mir bedeuteten sie allerdings weit mehr; ich verstand sie immer als eine ungewöhnliche geistige wie sprachliche Entsprechung zur Arbeit am Bild des einzelnen Künstlers. Die Neugierde für die Denkweise von Theo Kneubühler entwickelte sich beim Lesen von Aufsätzen aus den frühen siebziger Jahren, die sich mit Leben und Werk von Schweizer Künstlern der älteren Generation wie Otto Meyer-Amden, Max Gubler und Karl Geiser befaßten. Die Beschreibung von Leben und Werk des Letztgenannten ermöglichte erste Schritte zum Dialog, aber auch eine besondere Art von Freundschaft und Respekt mit dem Autor.

Mein erster Vorschlag betraf die Arbeit von Antonius Höckelmann, ein Plastiker und Zeichner mei-

ner Generation, der um 1939 geborenen "Kriegskinder", wie ein anderer der Protagonisten, nämlich Ralf Winkler alias A.R.Penck, bei einer anderen Gelegenheit titelte. Damals, im Jahre 1975, ein wirklich schwieriger Einstieg für alle Beteiligten, handelte es sich beim Werk wie bei der Person Antonius Höckelmanns um eine Angelegenheit äußerster künstlerischer Komplexität, gleichzeitig, in der Rezeption der anderen Ästhetik,um einen Prüfstein besonderer Art. Die Aufgabe wurde gelöst und das Pensum konnte in Angriff genommen werden. Dies könnte man heute mit den Worten Racines umschreiben, welcher der Faszination des Klassischen ein modernes Bewußtsein der Gebrochenheit gegenüberstellt. Dafür galt es Gestalt und Ausdruck zu finden.

Russische Dichter wie Alexander Block oder Osip Mandelstam haben uns darüber schon Wichtiges erzählt.

In Europa waren seit 1960 die bildenden Künstler in diesem Sinne tätig und ich erinnere hier an die Ausgangspunkte, Städte wie Kopenhagen,Wien, Berlin, Düsseldorf, Brüssel, Rom, Turin. Die amerikanische Herausforderung jener Jahre wurde angenommen, damit präzisierte und stabilisier-

te sich das neu entworfene Bild inmitten dieser lange einseitig und mit großer Heftigkeit geführten Auseinandersetzung, die ganz einfach zu radikalen ästhetischen wie inhaltlichen Äußerungen auf europäischer Seite führen mußte, vorgetragen nicht nur vom Geiste der Gruppen, sondern einzelner starker Künstlerpersönlichkeiten, Energiequellen, die bis heute weiterwirken und das Bild bestimmen. Diese schöpferischen Kräfte versuchten wir in Bern in den siebziger Jahren und im Dialog mit den amerikanischen Künstlern erstmals gültig zu präsentieren. Theo Kneubühler hat die Arbeit einiger europäischer Künstler analysiert und mit neuen, der Sache entsprechenden sprachlichen Mitteln festgehalten, Modelle, die in der Folge - und eigentlich bis heute - fleißig weiterbenutzt werden sollten. Mir bleibt seit Beginn der sechziger Jahre die Aufgabe, die Künstler zu begleiten, eine faszinierende, von Anteilnahme und Leidenschaft erfüllte Arbeit.

Berlin, Ende Mai 1985 *Johannes Gachnang*

WENN ABGESONDERT SO SEHR DIE GESTALT IST, DIE BILDSAMKEIT HERAUSKOMMT DANN DES MENSCHEN.

Der Stein des Bildes durch das Bildfenster gebrochen;
die Bildscherben reissen im Fallen das Bild dessen auf,
was unten auf Erden, oben im Himmel und im Wasser unter
der Erde ist.
Der weite Raum, bräunlich, die pausenlos gedehnte Versteppung. Die Weite, in der das Bild wird. Der Steppenbrand frisst Bahnen in den Raum, schwarze Wege; der Wind bestimmt die Richtung.
Rauch sammelt sich über dem Sumpfraum; Ort des Einbruchs.
Die Blätter des Schilfs zittern.
Bildworte versinken.
Es ist eine Art des Vergessens, die das Bild aufsaugt.
Die Blätter des Schilfs zittern.
Standfläche im Wasser.
... verdunstet, mischt sich mit der Luft und steigt von der Wärme gehoben in die Höhe, wo es sich in der Kälte zusammenzieht, und die winzigen Teile fügen sich schützend ineinander.
In der Ferne das Weiss des Berges.
Die Körpersprache des Hügelraums mit den verfliessenden Konturen, den gewundenen Flächen, den sich verlierenden Wegen.
Kauernde Bäume.
Nahtstellen von Rauch und Nebel.
Felsensprache mit Abstürzen, Schlünden, Höhlen; in den Bilderkörper des Berges gerissene Profile; ungeschützte Abhänge; wo Risse sind, werden Einbrüche.
Das Bild strauchelt, stolpert und stürzt.
Bildfall hinter den Sumpf der Höhlen der Berge, über den Wind der Feuer der Hände, durch den Leib des Rauches der Abstürze. Dahinter dehnt sich das weite Land der Abstürze. Dahinter dehnt sich das weite Land der kreisenden Zeichen. Das Zentrum bleibt unverrückt, währenddem die Zeichen sich zu immer anderen Feldern finden.

UNGESCHÜTZTE
FENSTER
VERLIEREN
NEBEL

BILDWORTE
KÖRPERSPRACHE
STÜRZENDE
NAHTSTELLEN

STEIN
WASSER
RISSE
SUMPF

EINBRUCH
ZITTERT
BILDSPRACHE

VERGESSENE
WEGE
BILDFALL
STEIGEN

STANDFLÄCHE
VERDUNSTET

HÖHLEN
LEIB
EINBRÜCHE

BERG
FÜGT
SCHERBEN
WEISS

WIND
VERGISST

SCHÜTZENDE
HÖHLEN
VERLIEREN
LUFT

GEWUNDENE
HÄNDE

KREISENDE
WINDE
GESCHÜTZTES
VERGESSEN

KAUERNDE
HÜGEL
RAUCH
HÖHE

BLÄTTER
FALL
ERDEN
SPRACHE
BILD
LAND
WEISSE
NAHTSTELLEN

KÄLTE
WASSER
WÄRME
LEIB

RICHTUNG
LEIB
LAND

WARME
TEILE
FÜGEN
KÄLTE
BILD

SUMPF
SAUGT
ZEICHEN

SCHILF
SAMMELT
BILDWORTE

STANDFLÄCHE
WIND

LEIB
SAUGT
BERG

WINZIGE
BILDKÖRPER
VERDUNSTEN
NAHTSTELLEN

SCHWARZE
BERGE
WEISSER
WIND

STEIN
BILD
MISCHT
LUFT
LEIB

KÖRPERSPRACHE
STÜRZT
FERNE

FEUER
WEISSE
WASSER

BILDWORTE
ZITTERN

LEIB
GESCHÜTZTES
BILD

DIE KUNST, DAS UNGLEICHE UND DIE KRITIK

Im Mai 1968 gründeten in Coventry, England, vier Künstler die Art & Language Press. Der zentrale Gedanke dieser Gruppe war, Kunst radikal als Sprachphänomen zu betrachten und zu analysieren. Man ging dabei vom Axiom aus, daß es der Sprachrahmen ist, der ein Ding in den Kunstkontext zu heben vermag.

Der Art & Language-Gruppe ging es in der Folge darum, diesen Sprachrahmen zu differenzieren und ihn so komplex auszubauen, daß eine neue Kunsttheorie entstanden ist, welche Erkenntnisse der experimentellen Physik mit solchen der positivistischen Sprachphilosophie und Linguistik verbindet. Heute zeigt sich aber, daß das forcierte Bemühen, im Kunstzusammenhang ein vielfach verknüpftes, kleinteiliges Sprachfeld zu schaffen, das der Komplexität des heutigen Bewußtseins- und Erkenntnisstandes angemessen ist, zu einem im philosophischen Sinne naiven Realismus führte. Der Positivismus erreichte bei der Gruppe den Punkt des Umschlagens, an dem jede Aussage nur noch in ihrer eigenen Positivität ruht. Aussage steht gegen Aussage, Behauptung gegen Behauptung, Veränderung, Innovation ist kaum mehr möglich.

Was sich hier bis zur eigenen Zerstörung zuspitzte, ist der Glaube an eine Verwissenschaftlichung der Kunst. Dieser Glaube hat zu tun mit einer (technologischen) Machbarkeit der Welt.

Der Glaube an die Verwissenschaftlichung der Kunst begann sich in dieser extremen Form schon in den fünfziger Jahren abzuzeichnen. Damals erschien Max Benses "Aesthetica". In der Kunst aber war man immer noch vom Objekt und der traditionellen bildnerischen Sprache der Moderne abhängig. Erst die conceptual art brachte gegen Ende der sechziger Jahre eine Loslösung vom Objekt.

In irgendeiner Form wurden in der zweiten Hälfte der sechziger Jahre die meisten jüngeren Künstler von dieser Verwissenschaftlichung, was soviel wie Einsichtbarkeit der Methoden meint, beeinflußt.

In den letzten paar Jahren entwickelte sich eine starke Gegenbewegung. Wenn Verwissenschaftlichung der Versuch zu einer Objektivität, zu einer Rationalität und, wie gesagt, zu einer Einsichtbarkeit der Mittel und Methoden ist, so hat diese Gegenbewegung eine radikal andere Absicht. Es geht ihr um Subjektivierung, *um eine Sprengung der objektiven Einsichtbarkeit*. Die Reflexion des Psychischen und Sinnlichen der Erscheinungen, ihre Eigenartigkeit und Einzigartigkeit, die Reflexion der Wahrnehmung und des Denkens stehen hier im Zentrum. Der Mensch dehnt sich in die Dinge und die Situationen seiner Affiziertheit aus. Die Erscheinungen werden so gefaßt, als gebe es nur den Diskurs zwischen ihnen und dem Einzelnen.

Dabei geht es nicht einfach um eine Niederschrift des Erlebnisses, um das rein Affektive, das wäre nichts anderes als eine Abbildung, eine Mimesis der Empfindsamkeit oder Affektion. Der Diskurs zwischen dem Einzelnen und der Erscheinung ist gebrochen, weil es auf der Zeichenebene darum geht, das Detail zu erfassen, die Abweichung von den bestehenden Codes, die Nuance, die ausdehnt und ausweitet. Man bezieht sich also auf das, was war (die bestehenden Codes), um diesem aber eine andere Bedeutung zu geben. Die Arbeit geschieht im Zwischenraum des Abstandes.

Die Innovationsleistung hat nicht einfach auf einer subjektiven persönlichen Ebene zu geschehen, wo das Zeichen eine bestimmte Persönlichkeit ausdrückt, sondern Innovation geschieht erst dort, wo die Persönlichkeit den bestehenden Zeichencode ausweitet. Erst das Zeichen, das objektiv neu ist, ist Ausdruck einer Subjektivität.

Es ist notwendig, diese Dissoziation zwischen dem subjektiven Erlebnis des Zeichens und dem Leben des Zeichens im objektiven System oder Code der Zeichen genauer zu analysieren. Dies ist zugleich eine Kritik an einer falsch verstandenen Subjektivität.

Das persönliche Bild oder Zeichen beginnt nicht dort, wo man seine Vorstellungs- und Gedankenbilder so, wie sie im Kopfinnern erscheinen, reproduziert. Das Persönliche resultiert aus der Verarbeitung dieser Bilder, aus der Reflexion als Denken zwischen dem Bild und dem Wort. Wenn man von "den Bildern" spricht, sind immer die schon bestehenden Bilder gemeint, über die prinzipiell jedermann verfügen kann. Diese Bilder können deshalb nicht persönlich sein, wohl aber eine bestimmte Persönlichkeit ausdrücken. Denn das persönliche Bild oder Zeichen ist dadurch definiert, daß es die Galerie (oder besser das Vokabular, denn das Bild ist eine Sprachform) der bestehenden Bilder erweitert. Das persönliche Bild oder das subjektive, eigene ist eine neue Möglichkeit der objektiven Bilder. Es gründet auf dem Fundament der bestehenden Bilder, weil es einen Code entwickelt, der von den bestehenden Codes verschieden ist, aber auf ihnen beruhen muß.

Das persönliche Bild darf also nicht verwechselt werden mit den Bildern des eigenen Innern, die als seltsames und im Grunde sprachloses Gemisch von Bildfetzen, Worten und Empfindungen anderer Natur sind als das veräußerlichte und objektivierte Bild. Zweifelsohne ist das eigene innere Bild etwas Persönliches, aber eben nicht als Zeichen, sondern als gleichsam physiologisches Geschehen, wie auch die Verdauung oder der Hormonhaushalt etwas Persönliches ist. Doch diese bestimmte Art des Persönlichen und Subjektiven erweitert nicht den Raum der bestehenden Bilder oder Zeichen.

Diese eigenen inneren Bilder, die spontan aufsteigen und unreflektiert verwendet werden, sind affektive Tatsachen, die das Verhalten auf nichtbewußte Art steuern: oberflächliche Vorlieben und Abneigungen, mechanisch befolgte Gebote und Verbote. Das Persönliche erschöpft sich in "beliebigen" Gefühlen und unreflektierten Verhaltensweisen, die das Bild ausdrückt. Es ist folglich eine affektive Selbstdarstellung des Künstlers XY. Das Bild aber selbst ist nichts Persönliches, weil die expressiven Ausdrucksmittel ungenau und unpersönlich sind. Die Form ist ein Muster, das grundsätzlich jedermann zur Verfügung steht. In der affektiven Selbstdarstellung des Künstlers XY kann man folglich jede beliebige Person sehen.

Das auf eine Person bezogene Identifikationsbild kann nicht Ausdruck dieser Person sein, weil das Bildzeichen für Empfindungen und Gefühle steht, die unspezifisch sind, alles und nichts besagend. Das Zeichen ist "ideenlos", expressive Tatsache, Fingerabdruck. "Sehet, so bin ich." (Die Signatur befindet sich unten rechts.) Doch dieses Bild oder Zeichen erweitert den Raum der bestehenden Bilder oder Zeichen nicht. Es bringt, objektiv, keine Erkenntnis.

Das ist die zeichentheoretische Ebene. Auf der semantischen Ebene stellt sich die Frage, durch was das eigene Zeichen als neuer Code entschlüsselbar ist.

Durch die Kunst des eigenen Zeichens offenbart sich Anthropologisches. Die Zeichen *verweisen* auf die Wahrnehmung, das Empfinden und Denken des Menschen. Natürlich kann man das von jeder Kunst sagen. Doch ist die Situation hier insofern spezifisch, als schon der Ausgangspunkt des Zeichens stark bestimmt ist durch Reflexion des Wahrnehmens, Empfindens und Denkens in einer bestimmten Situation. Reflexion schafft Distanz, das Zeichen erscheint also durch die Distanz der Reflexion gebrochen.

Um zu *verstehen*, muß der Betrachter seine eigene Existenz in die Waagschale werfen, was heißt: seine Art des Wahrnehmens, Empfindens und Denkens. Hier liegt rezeptionsgeschichtlich die Innovation. Um zu *verstehen*, kann man der eigenen und auch der anderen Subjektivität nicht ausweichen. Man erhält einen Durchblick, der die eigene Verantwortlichkeit engagiert. Innovation ist somit nicht mehr Zwang zum formal Progressiven, zu einer nur außengesteuerten Veränderung. Innovation bedeutet die eigene Veränderung.

Die Kunst des eigenen Zeichens hat oft etwas Mythisches. Verschiedentlich wird gesagt, diese Flucht ins Mythische resultiere aus dem mangelnden Geschichtsbewußtsein der jungen Generation. Anstatt das Mögliche aus der Geschichte zu folgern, setze man Zeichen des Unmöglichen. Dieses Unmögliche wird mit dem Mythischen gleichgesetzt. In Wirklichkeit ist es so, daß der Künstler Kräfte in sich entdeckt, die im Verlaufe der jüngeren Geschichte stillgelegt oder verschüttet worden sind. Wenn Künstler diese Kräfte wieder entdecken, so geschieht das aus einem fundamentalen Unbehagen an der heutigen Realität. Das Mythische ist eine Gegenkraft. Es enthält etwas Utopisches, für das es keine Begriffe gibt. Das Utopische ist da als im Kunstwerk sinnlich Eingeschlossenes. Es verweigert sich einer diskursiv-logischen wortsprachlichen Übersetzung. Es ist das Ungleiche, das sich der Einvernahmung durch bestehende Bezugsrahmen entzieht. Diese Ungleiche ist, in Anlehnung an Karl Heinz Bohrer, die "utopische Qualität" der Kunst.

Die Subjektivierung, wie sie sich seit einiger Zeit in der Kunst zeigt, brachte eine Dezentralisierung auf verschiedenen Ebenen. Kunst gedeiht nicht mehr allein in den traditionellen Kunstzentren. Die Künstler sind nicht mehr so ausschließlich auf die mächtigen Verteilungs- und Organisationssysteme angewiesen, die diese Zentren besitzen. Viele Künstler weigern sich sogar, diese Systeme zu benützen, weil sie oft reglementieren und korrumpieren. Die Kunst des eigenen Zeichens ist überall möglich und wird auch überall gemacht. Die Dezentralisierung hatte auch eine Enthierarchisierung und Entnormierung zur Folge. Die traditionellen Maßstäbe der Wertung wurden und werden immer schwieriger.

Eine weitere und wichtige Auswirkung der Subjektivierung ist die Sensibilisierung für Werke, für die es nie einen angemessenen Bezugs- und Verstehensrahmen gab, da sie außerhalb der Konvention entstanden.

Wir sprachen im Zusammenhang mit der Art & Language-Gruppe davon, daß es der Sprachrahmen sei, der das Objekt, welches im Kunstkontext neu auftaucht, erst gesellschaftsfähig macht. Im Kunstalltag wird dieser Sprachrahmen im allgemeinen von der Kritik geschaffen. Sie legitimiert und verwirft. Sie stellt Interpretationsmuster bereit. Der Sprachrahmen nun, der die Kritik für die Kunst des eigenen Zeichens verwendet, ist heute im allgemeinen der gleiche, den sie für die verwissenschaftlichte Kunst einsetzt. Man beschreibt Form und Formzusammenhänge und verweist dann auf Verwandtschaftliches aus diesem oder jenem Zeitzusammenhang. Der kleinste Ansatz eines Stilkennzeichens ist Grund genug, das Phänomen stilistisch zu kategorisieren. Dieser Sprachrahmen und dessen Begrifflichkeit schaffen ein Pseudosystem der Interpretation, bei dem die Form das A und das O ist.

Das Versagen der Kritik bei der Annäherung an das Ungleiche in der Kunst des eigenen Zeichens liegt also oft in der formalistischen Sprachbetontheit, mit der ein sinnliches Ganzes in begriffliche Einzelteile zerlegt wird, die vorgeben, das Phänomen voll auszuschöpfen. Hierbei wird zumeist nur eine selbstzweckhafte Analyse erreicht, die das Phänomen unsinnlich macht, es in seiner utopischen Energie zerstört.

Die Kritik hat nur in wenigen Fällen auf die Zäsur reagiert. Sie erkennt das Ungleiche nicht,will es teilweise gar nicht zu Kenntnis nehmen, da es eine gewisse weltanschauliche Brisanz besitzt,die die Tätigkeit der Kritik in Frage stellt, indem der Kritiker selbst in Frage gestellt wird.

Der Grund für das Versagen der Kritik liegt teilweise in der Psychologie des Kritikers, der sich immer in Funktion zu etwas Anderem zu äußern hat. Um diese Aufsplitterung überhaupt ertragen zu können, versucht er sich die Sache vom Hals zu halten, indem er im Bereich einer oberflächlichen Rationalität verharrt und dies mit Wissenschaftlichkeit verwechselt. Aus der Methode wird oft eine Weltanschauung.

Der Kritiker arbeitet zudem aus ganz anderen Produktionsbedingungen als der Künstler. Seine Arbeit ist die des Nachvollzuges als Vergleich. Das Instrumentarium ist die Kunstgeschichte sowie Methoden der Interpretation. Das sind relativ gesicherte Voraussetzungen. Der Künstler auf der Suche nach dem Ungleichen arbeitet immer wieder ex nihilo. Er zerstört ständig, er muß immer sein eigener Widerspruch sein. Das sind grundsätzlich verschiedene Welten - die eine reproduziert sich ständig von neuem, die andere ist kreativ. Für den Kritiker ist es schwierig, Subjektivität expressis verbis zu akzeptieren, weil diese gegen die Voraussetzungen seiner eigenen Arbeit gerichtet ist.

Wie sieht der Sprachrahmen aus, der der Subjektivität und dem Ungleichen der Kunst angemessen ist? Karl Heinz Bohrer schreibt von einer "entdeckerischen Komplizenschaft" des Kritikers mit dem Künstler ("Der Lauf des Freitag - Die lädierte Utopie und die Dichter", München, 1973). Doch Bohrer sieht darin die Gefahr einer bloßen Wiederholung und nicht einer Kritik dessen, was der Künstler vermittelt. Natürlich besteht die Gefahr, vor allem in der Literatur, bei der das Medium des Künstlers und das des Kritikers dasselbe ist. Doch in der bildenden Kunst ist die Situation anders. Der Kritiker übersetzt vom Bild ins Wort. Mir scheint, daß gerade deshalb eine entdeckerische Komplizenschaft die einzige Möglichkeit ist, um sich dem Bild als eigenes Zeichen überhaupt nähern zu können. Und zwar gründet diese Annäherung auf eine alle Ebenen durchdringende Emphase, so daß ein analoger Text entsteht, der der Komplexität des Zeichens gerecht wird.

Das Bild muß in seiner eigenen Sinnlichkeit wirken und verstanden werden, als geschlossener Organismus von Winken und Zeichen, die etwas über eine Existenz, über eine Wahrnehmungs-, Empfindungs- und Denkweise aussagen. Die traditionellen Begriffe der Kritik, die auf die Form und ihre Zusammenhänge gerichtet sind, verlieren somit ihre Funktion. Dafür treten philosophische Termini, auch soziologische und psychologische in den Vordergrund. Es geht um eine subtile Reflexionsart, die die Brüche sieht, die Differenzen, das Noch nicht des Anderen. Denn es geht ja um die indirekte Erfassung von menschlichen Räumen, von Mentalitätsräumen.

Der Kritiker spricht mit seinem Text quasi mit einem anderen Menschen. Es geht ihm um die Auslotung dieses anderen Menschen über seine Zeichen. Seine Wahrnehmungsart, sein Denken und Empfinden, die besonderen Umstände seines Sehens objektivieren sich darin. Diese intersubjektive Art der Kunstbetrachtung ist für den Kritiker ein großes Wagnis, denn er muß sich ebenso hinausstellen, wie sich der Künstler hinausstellt. Der Kritiker kann nicht mehr als Institution sprechen. Er verfügt nicht mehr über die objektive Warte, die gar nie objektiv sein kann, sich aber als solche gibt, sondern er gibt zu, daß er die Gesinnungsgemeinschaft mit jenen Werken vertieft, die ihn selbst identifizieren. Diese intersubjektive Auseinandersetzung verlangt vom Kritiker eine gewisse Bescheidenheit. Er muß genau auf das eingehen, was der Künstler schuf, er muß sich im gewissen Sinne unterordnen, ohne sich dabei aufzugeben. Seine Kritik muß demzufolge weniger aus übergeordneten, normativen und stilkritischen Aspekten her erfolgen, sondern aus immanenten Gesetzlichkeiten der von ihm "beschriebenen" Kunst selbst. Nur so kann er letztlich durch das Einbringen einer "kritischen Distanz" auf Widersprüche hinweisen, die auch für den Künstler von Nutzen sein können.

1976

MALEREI ALS WIRKLICHKEIT – BASELITZ, KIEFER, LÜPERTZ, PENCK

"...tout simplement une peinture..."
(Francis Picabia)

1

Malerei ist synthetische Produktion eines Stückes Wirklichkeit – eines Dinges – mittels Farbe, die in Form von Flecken erscheint. Wirklichkeit ist nicht an Geschichte interessiert, nicht an Bedeutungen. Wirklichkeit macht keine Erfahrungen. Wirklichkeit kennt keine Sehweisen und Anschauungen. Wirklichkeit kennt auch keine Kunst. "Geschichte", "Bedeutungen", "Erfahrungen", "Sehweisen", "Anschauungen", "Kunst" sind Worte, die der Mensch erfunden hat, um etwas über diese Wirklichkeit zu erfahren. Ob und wie aus Malerei Kunst wird – diese Fragen sind unwichtig, wenn Malerei Wirklichkeit ist.

Der Ausgangspunkt hier ist, daß Georg Baselitz', Anselm Kiefers, Markus Lüpertz', A. R. Pencks Malereien Wirklichkeit sind. Dieser Ausgangspunkt könnte zugleich der Schlußpunkt sein, denn wenn nun im analytisch-beschreibenden Rahmen über diese Malereien gesprochen wird, müssen Worte wie "Geschichte", "Bedeutung", "Erfahrung", "Sehweise", "Anschauung", "Kunst" verwendet und die mit ihnen verbundenen Verfahrensweisen angewendet werden. Eine Theorie des Dinges, gründend auf diesen Malereien, wäre sinnvoller. Der Bezugsrahmen hier ist die Kunst und ihre Geschichte, also geschieht die Erfahrung dieser Malereien als Wirklichkeit eingeschränkt durch diesen Rahmen.

2

Malerei als Wirklichkeit kann nur aus einer Rhetorik der Malerei entstehen. "Rhetorik" meint eine

Reinigung der Form von der Bedeutung, also eine Zurückführung der Form auf ihr elementares Gerüst.

Francis Picabia initiierte diese Rhetorik der Malerei, ohne sie konsequent zu realisieren. Knapp vor der Jahrhundertwende begann er mit pleinairistischen Malereien, die zwischen Corot und den Malern von Barbizon liegen. Zwei oder drei Jahre später (um 1902) entdeckte er für sich die impressionistische Malweise. Wieder einige Jahre später (um 1908/09) begann er in der Art Cézannes die Bildelemente zu vereinfachen. Ein Zwischenspiel stellt die Auseinandersetzung mit dem Cloisonnismus (Rahmung der Binnenformen) Gauguins dar. Folgerichtig führte das zur kubistischen Schaffensweise. Hier schon gibt es Überschneidungen und Gleichzeitigkeiten. Plötzlich tauchen fauvistische oder orphistische Bilder auf oder seltsame Synthesen verschiedener Stillagen. Bis rund 1915, also in gut anderthalb Jahrzehnten, exerzierte Picabia die modernistischen Sehweisen durch: vom Frühimpressionismus zum Abstraktionismus. Er reflektierte jede einzelne Sehweise, ohne das Prinzip der Sehweise selbst zu reflektieren.

Zwischen 1915 und 1921/22 malte er Maschinenbilder, Leerlaufmaschinen in der Art, wie sie später Jean Tinguely konstruierte. Diese Maschinenbilder stellen einen Schritt dar, der über den Modernismus hinausführt, weil es nicht mehr um Sehweisen, also nicht mehr um Stil geht. In dieser Zeit begann die grundsätzliche Reflexion des Prinzips der Sehweise. Die ersten Bilder der "Spanierinnen" entstanden; das sind Bilder wie Souvenirartikel, gemalt in diesem schnellen Geniestrich der Artisten von der Place du Tertre, süßlich-kitschige Bilder von jungen Frauen in spanischen Trachten; oft schielen sie leicht, das ist der einzige, aber wesentliche Unterschied. Picabia sagte: "Es gibt Leute, die keine Maschinen lieben; ich schlage ihnen Spanierinnen vor. Wenn sie keine Spanierinnen lieben, mache ich für sie Französinnen. Was auch dargestellt ist, immer ist es eine Malerei von Francis Picabia."

Bis 1951 (1953 starb er) malte er, wie und was er wollte. Es gab kein Problem einer bestimmten Sehweise, der Aussage, der Bedeutung. Es gab auch kein Problem der Kunst. Das einzige Problem, und bei Picabia im vielfachen Sinne, war das Machen eines Dinges, das aus Farben in Form von Flecken besteht.

Picabias Haltung war anarchisch. Sein Prinzip war die Beliebigkeit. Seine Malerei ist Rhetorik, ohne daß er daraus eine Rhetorik der Malerei machte, was heißt, daß er darauf verzichtete, eine bestimmte Sehweise zu haben, ohne aber aus diesem Verzicht die notwendigen Konsequenzen zu ziehen. Jedes Bild von ihm ist eine Summierung von Sehweisen, anders gesagt: ein Amalgam von Stilen. Die Sehweisen werden in der Summierung nicht aufgehoben, sondern ironisch gebrochen, was eine Verschiebung in einen Bereich bewirkt, wo die Bedeutungen in ein Zwielicht geraten, das sie schwebend auflöst, ohne sie zum Verschwinden zu bringen. Form ist also nicht von der Bedeutung gereinigt, Malerei nicht auf ihr elementares Gerüst zurückgeführt.

3.

Der Modernismus war (ist) ein Wettkampf der Sehweisen. Jede verabsolutierte Sehweise bedeutet Stil. Stil ist in der Kunst das, was Ideologie in der Wissenschaft: eine Sehweise, die sich verdinglicht hat, Innovation, ein anderes Wort für Wettkampf, ist zu einem selbständigen Wert geworden. Die damit verbundene Entwicklung führt zu einer Aufhebung der Kunst aus dem Anspruch der Kunst selbst. (Nebenbei sei gesagt, daß sich wichtige

Künstler wie Duchamp, Magritte, Klee und selbst Picasso nicht auf diesen Wettkampf der Sehweisen einließen, weil sie sahen, daß Kunst nichts mit verabsolutierten Sehweisen zu tun hat.)

Aus der spezifischen gesellschaftlichen Situation der 60er Jahre erwuchs die Intention, daß Kunst in einer veränderten Gesellschaft nicht mehr Vorrecht des Künstlers sei, sondern lebensmitbestimmende Tätigkeit jedes einzelnen. Diese Intention, durch die die Kunst in den gesellschaftlichen Prozeß integriert worden wäre, hat sich nicht realisieren können.

Kunst als direkte politische Waffe zerstört die antizipierende Dimension des Utopischen und die Verhärtungen auflösende Energie, die der Kunst eigen ist.

Wenn Kunst sich auf ihrem modernistischen Weg selbst aufhebt oder wenn sie als direkte politische Waffe ihre spezifische Möglichkeit verliert, dann ist der Punkt erreicht, da es einen Ort zu finden gilt, wo die Kunst überleben kann. Und das ist bei sich selbst. Der Satz von Baselitz, daß es darum gehe, den Verlauf der Kunstgeschichte zu korrigieren, erhält einen Sinn.

4.

"Der größte Dichter zeichnet sich weniger durch einen ausgeprägten Stil aus als vielmehr dadurch, daß er die freie Bahn seiner selbst ist. Er sagt zu seiner Kunst: Ich will mich nicht einmischen, ich will nicht dulden, daß in meinem Werk Eleganz, Effekt oder Originalität wie ein Vorhang zwischen mir und dem übrigen hängt. Ich will, daß nichts im Wege hängt, nicht einmal die herrlichsten Vorhänge. Was ich sage, sage ich ausschließlich um seiner selbst willen." Walt Whitman (1855)

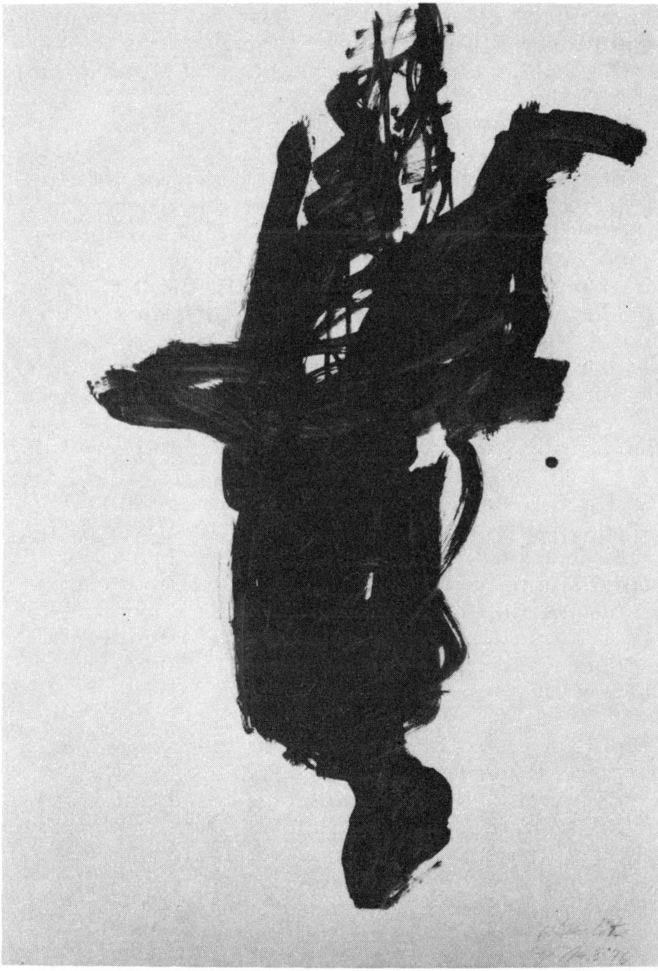

"Sitzender Mann" 1976
70 x 50cm, Oel auf Papier

Baselitz' Ästhetik ist eine Ästhetik der Brüche. Im Bruch wird mit der Addition, also mit der Verdinglichung zum Stil gebrochen. Innerhalb des Oeuvres ist die Umkehrung des Bildmotivs (1969) einer dieser Brüche.

Baselitz malt am Bild und nicht am Motiv. Das umgekehrte Motiv ist nicht Inhalt, weder als Umkehrung noch als Umgekehrtes, aber das umgekehrte Motiv ist auch nicht die Verneinung des Inhaltes. Kunst bezieht sich immer auf Vorhandenes, um die Differenz sichtbar zu machen, nicht die Differenz zu oder von, sondern einfach die Differenz. Kunst muß also in der Form dieser Differenz von etwas handeln, um zu sein. Dieses Handeln verweist auf die mit dem Verb "sein" verbundene Funktion, die Welt schafft. Die Beibehaltung des Motives als Umkehrung ist die Konsequenz aus dieser Erkenntnis.

Die auf Differenz beruhende Autonomie bewirkt, daß das Kunstwerk auf exemplarische Weise Welt wird. Exemplarisch deshalb, weil durch die Kommentare und Texte (die Bedeutungen) hindurchgegangen wurde; es bleibt zurück: die durch die Kommentare und Texte (die Bedeutungen) hindurchgegangene Erscheinung von Welt. Die Umkehrung des Motives *zeigt* diesen Durchgang.

Baselitz' Bilder (Graphiken, Zeichnungen, Malereien) gründen auf einem Höchstmaß an Kalkulation und Kontrolliertheit. Kalkulation bezieht sich auf die analytische Voraussetzung der Konzeption,das zentrale Resultat davon ist die Ästhetik der Brüche; Kontrolliertheit bezieht sich auf das Machen, auf die Arbeit am Bild, das umgekehrte Motiv hat in diesem Zusammenhang eine wichtige Kontrollfunktion. Ohne Höchstmaß an Kalkulation und Kontrolliertheit wäre es unmöglich, auf exemplarische Weise Welt sichtbar zu machen und zu erschaffen. "Exemplarische Weise" bedeutet, daß das Besondere, was Welt ausmacht, erscheint. Und dieses Besondere liegt eingeschlossen und zugleich evident in der Sinnlichkeit (was heißt: im Da-Sein).

Sinnlichkeit (Da-Sein) ist unpersönlich, neutral und ohne Handschrift. Sinnlichkeit (Da-Sein) kennt keine Sympathie und Antipathie. Sinnlichkeit (Da-Sein) ist das, was mit dem Verb "sein" unmittelbar verbunden ist. Sinnlichkeit (Da-Sein) ist weder kulturell noch zivilisatorisch begründbar und erklärbar. Sinnlichkeit (Da-Sein) ist Natur im Sinne von Ursprung. Baselitz' Bilder erschaffen Ursprung aus den Mitteln der Graphik, der Zeichnung und der Malerei. Es handelt sich also nicht um Erzählung, das wäre Kommentar und mithin Kunst als Stil, sondern um Schaffung des Bildes als Sinnlichkeitskonzentrat aus den Voraussetzungen des Bildes selbst.

Die Ästhetik der Brüche bestimmt bei Baselitz sowohl das ganze Oeuvre als auch die einzelnen Phasen und das einzelne Werk. Die Brüche sind Verfahrensweisen, um Addition zu verunmöglichen. Kategorien wie perspektivisch-illusionistischer Raum oder Flächigkeit gründen auf Sehweisen, die mit dem Bild als Stil verbunden sind, ohne grundsätzliche Probleme des Bildes zu tangieren. Die gleichzeitigen oder von Bild zu Bild wechselnden Arten der Räumlichkeit verweisen darauf, daß die prinzipielle Entscheidung für flächige oder perspektivische Räumlichkeit nichts weiter als Kommentar ist. Analog dazu spielt es keine Rolle, ob der Bildraum geometrisch oder aufgelöst-malerisch, linear oder aus Farbflecken gegliedert ist. Die Entscheidung für eine Organisationsweise ist immer eine Entscheidung für das Bild als Stil.

In den gleichen Zusammenhang gehört das, was als Zeichengestalt im Bild erscheint. Ob Anordnung von Gegenständen, Teile einer Landschaft oder Figuren - die für das Bild wichtige Frage ist nicht die nach der außerhalb des Bildes liegenden Bedeutung, weil das Bild primär nicht aus Gegenständen, Teilen einer Landschaft oder Figuren besteht, sondern aus Flecken, Linien und Strichen. Wenn vom Abgebildeten her, das ja als Umkehrung erscheint, das Bild kommentiert wird, wird aus dem Bild Sprache und nicht mehr Erscheinung von Welt. Sprache und Erscheinung von Welt verhalten sich zueinander wie das Bild eines Bildes zum Bild.

Die Ästhetik der Brüche zerstört die Beliebigkeit der Sehweise und das Spekulative des Kommentars, um dafür die Genauigkeit zu setzen, die auf den Voraussetzungen des Bildes selbst beruht. Das auf diese Weise entstandene Bild ist notwendigerweise fragmentarisch. Es ist Teil, der aus Teilen besteht, welche so organisiert sind, daß die Teile integrierte Elemente des Bildraumes werden.

5.

"Das Bild hat eine latente Existenz. Dies scheint mir das letzte Mysterium zu sein."

1974 malte Anselm Kiefer das Bild "Himmel-Erde" (220 X 300 cm); in der Anlage ist es ein klassisches Landschaftsbild mit einem ackerähnlichen Vordergrund, im Mittelgrund, den Horizont bestimmend, ein schmales Hügelland, den oberen Bildabschluß, den Hintergrund bildet ein Himmelsstreifen. Auf jeder Ebene befinden sich Bäume, die den räumlich-kompositorischen Zusammenhang organisieren. Im ackerähnlichen Vordergrund ist das Wort "Erde" lesbar, dort, wo sich der Himmel befindet, steht "Himmel". Auf der Ebene des Abgebildeten sind diese Worte Tautologien. In der oberen Bildhälfte erscheint die Kontur einer Palette, darin das Wort "malen". Der Sachverhalt scheint klar, es geht um das Problem Wirklichkeit/Abbildung/Bild. Durch die Palette und das Wort "malen" scheint Kiefer

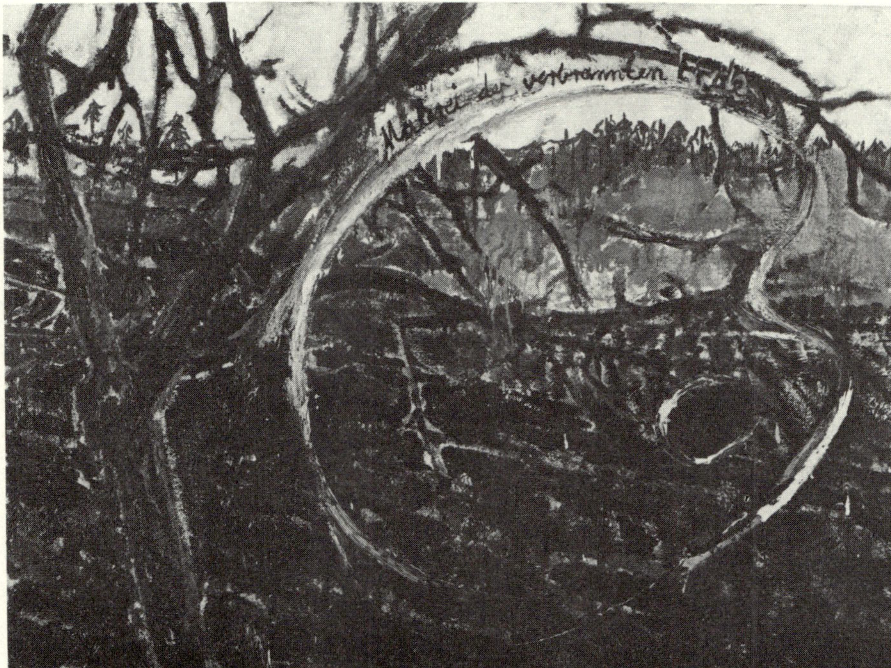

"Malerei der verbrannten Erde", 1974 95 x 125cm, Oel auf Leinwand

Stellung zu nehmen. Wieder ist es eine Tautologie, denn es ist klar, daß es sich um Malerei handelt, was durch das Bild selbst augenfällig wird. Die Farbe ist verklumpter Stoff, eingetrocknete Rinnsale - intensive malerische Effekte. Doch durch die Worte "Himmel", "Erde" und "malen" werden die Tautologien gebrochen, weil plötzlich ein Widerspruch auftaucht, ist nun Erde dargestellt oder wurde ein Bild gemalt? Geht es um das Abgebildete oder um Malerei? Die Worte "Erde" und "Himmel" suggerieren Erde und Himmel. Der Betrachter verbindet seine Vorstellungen von Erde und Himmel mit der Malerei, die deshalb nicht anders wird, sie bleibt Malerei. Das Wortpaar suggeriert noch etwas Zusätzliches, so etwas wie eine Frage nach den "letzten Dingen". Im Bild erscheint keine Antwort. Es ist Malerei.

Kiefers bisherige Tätigkeit ist eine Malerei als intensive Suggestion einer Absenz, deren "leere Antwort" immer die Malerei ist. "Absenz" meint, daß etwas mehr zu geschehen scheint, als im Bild offensichtlich erscheint. Die Suggestivität des Dargestellten verbindet sich mit der anderen Suggestivität, die sich aus den Worten ergibt, die im Bild auftauchen. Eine dritte Art von Suggestivität liegt im Malerischen und seiner Sinnlichkeit. Das Dargestellte ist der Raum der Inszenierung der Absenz. Bei den Holz-Innenräumen zeigt sich das nachdrücklich. Zumeist sind es zentralperspektivisch und zudem axialsymmetrisch organisierte Räume, die dadurch diese hieratische Strenge erhalten, welche eine der suggestiven Voraussetzungen erfüllt. Oft sind es Dachräume, als Orte des Geheimnisses. Das aus Brettern und Balken bestehende Gefüge schafft eine klare Tektonik. Jedes Brett und jeder Balken sind genau gezeichnet. Die Maserierung des Holzes, die Flecken der Äste - alles erscheint klar, überklar. Holz und Holzräume verweisen auf etwas Altes und Nordisches. Die Räume sind fast leer, die Türen zumeist geschlossen und die Fenster blind. Die Wirkung ist von einer großen Rätselhaftigkeit mit einem Unterton der Beklemmung. Wieder erscheinen Worte, geschrieben in einer kindlichen Ungewandtheit oder in dieser verkrampft kalligraphischen Art, in der Schreibungewohnte schreiben. Oft sind es Namen aus der nordischen Mythologie (Hagen, Gernot, Gunther) oder biblische Worte (Vater, Sohn, Hl. Geist, Satan) oder andere Worte mit einem Mehrwert (Deutschlands Geisteshelden). Immer sind es aufgeladene Worte, deren Orte nicht in den Niederungen des Alltages zu finden sind. Ob man nun die Bedeutungen der Namen und Worte kennt, immer suggerieren sie etwas Rätselhaftes oder literarisch Erhabenes. Was aber noch wichtiger ist als diese Bedeutungssuggestionen, zeigt sich im bildnerischen Moment, weil die Schriftzüge in diesen oft leeren Holz-Innenräumen erscheinen, und zwar nicht so, daß sie aufs Holz geschrieben scheinen, sondern auf die Bildfläche, ohne daß sie etwas erklären. Sie sind also bildeigene Elemente analog zum Zeichnerischen der Linienverläufe und Flekken der Holzmaserierungen. Im Zusammenhang des Dargestellten suggerieren sie ein Geschehnis. Die Holz-Innenräume "bevölkern" sich durch die Vorstellungen, die mit diesen Namen und Worten verbunden sind, ohne daß etwas geschieht. Die Zeichnungen bleiben bei sich und beschwören weiterhin ihre suggestive Absenz.

Es gibt kein Geheimnis, keinen Bedeutungsmehrwert in diesen Zeichnungen und Malereien, weil es Zeichnungen und Malereien sind, also selbsteigene Entitäten. Das Geheimnis, das sie zu beschwören scheinen, kommt durch eine Organisation des Bildes zustande, die im Betrachter Reflexe auslöst, die mit "Geheimnis", "Rätsel" oder "Bedeutungsmehrwert" umschrieben werden. Das Bild bestätigt und verneint nichts, es bleibt Zeichnung oder Malerei, ein unantastbares Ding für sich, und das ist sein wirkliches Geheimnis.

Anselm Kiefers Problem ist die Malerei, das Bild als selbsttragender Organismus. Er hat keine "Aussagen" zu machen, die jenseits der Malerei liegen. Er bleibt aussagelos, indem er das "Letzte" zu sagen scheint. Im Bild "Piet Mondrian - Hermannsschlacht" (1976) geht eine Baumdarstellung in eine Rechteckstruktur über, ohne daß aus dem Rechteck oder aus dem Baum eine Ideologie wird. Die Darstellung des Baumes verbindet sich mit der Darstellung des Rechtecks, und daraus entsteht eine Malerei, ein Bildereignis, das nichts mit Mondrian und nichts mit der Hermannsschlacht zu tun hat.

6.

"Zurzeit male ich Stil." Markus Lüpertz (Januar 1977)

Markus Lüpertz malt Motive, als würde er eine militärische Einrichtung zu Tarnzwecken bemalen: handwerklich kalt, teilnahmslos; die Tarnmalerei überdeckt die Einrichtung mächtig und eindrücklich, ohne sie zum Verschwinden zu bringen, im Gegenteil, aus der Nahsicht wird sie noch augenfälliger, erst aus der Fernsicht geht sie in der Umgebung unter, wird zum "Fels" neben Felsen oder zum "Hügel" neben Hügeln. Das ist Metaphorik. "Nahsicht" meint, daß das Motiv so signalhaft wirkt, daß es suggeriert, es sei das Zentrale der Malerei; Fernsicht - "Fels" neben Felsen, "Hügel" neben Hügeln - macht den Stoff sichtbar, und das ist die Malerei - "farbige Flecken" neben farbigen Flecken.

Lüpertz malt Motive: Helme, Weintrauben, Grotten, Pferde, Ähren, Schnecken, Geweihe, Soldaten, Paletten, Offiziersmützen, Kleidungsstücke usw. Diese Motive erscheinen als "farbige Flecken" in einem Bildraum isoliert, der aus farbigen Flecken besteht.

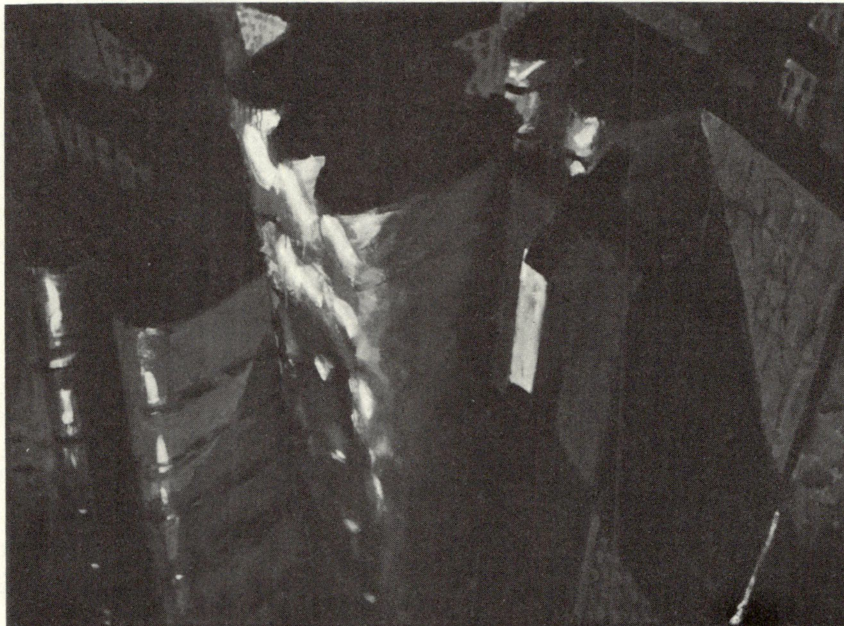

"Lüpolis - dithyrambisch", 1975 183 x 250 cm, Oel und Leimfarben auf Leinwand

In der Beziehung von den Motiven als "farbige Flekken" und dem Bildraum aus farbigen Flecken liegt die Essenz. Die Entitäten sind zweimal dieselben - farbige Flecken, doch die Apostrophierung im Zusammenhang des Motives verweist auf eine Unschärferelation. Die Flecken verdichten sich zum Abbild, ohne die mit dem Abbild verbundene Bedeutung zu haben. Lüpertz malt Motive, ohne die mit ihnen verbundene Bedeutung zu bestätigen.

Die meisten Motive, die Lüpertz verwendet, sind mit starken Affekten belastet. Affekte sind Sache der emotionalen Mechanik, sind Sache des Menschen. Gegenstände kennen keine Affekte. Der Stahlhelm kennt keine Todesangst. Lüpertz malt diesen Stahlhelm groß und mächtig, er wird zum Signal. Durch die Isolierung und Monumentalisierung unterstützt er die affektive Reizbarkeit. Diese "Nahsicht" stellt den Helm bedeutungsüberträchtig ins Zentrum. Ein anderes formales Moment ist, daß viele der Motive wie schwebend dargestellt sind. Aus der affektiven Nahsicht wird dadurch das Dargestellte zur glorìolen Erscheinung transzendiert. Doch von der malerischen Autonomie her verweist das einfach darauf, daß der Bildraum,daß die Malerei keine Gravitation kennt und nur insofern Sache der Physik ist, als es die Farben und der Malgrund sind. Dieser Bruch zwischen Wirkung und Wirklichkeit der Malerei wird durch weitere Methoden extrapoliert. Lüpertz malt die selben Motive immer mehreremale und präsentiert sie auch als Serien. Die Wiederholungen brechen die mit dem Motiv verbundenen affektiven Wirkungen; gleichzeitig wird die Suggestivität der Malerei selbst, ihre sinnliche Dichte in der Vermehrfachung verstärkt. In der Wiederholung verschiebt sich das Augenmerk vom Dargestellten auf die Malerei selbst, weil die Bilder sich malerisch voneinander mehr oder weniger unterscheiden. Ein anderes Moment zeigt sich in der Kontamination der Motive. Die

Schnecke kann sich mit der Mütze, der Palette und einem Saiteninstrument, dessen Steg ebenfalls in einer Schnecke endet, zu einem Amalgam verdichten, das die Gegenständlichkeit der einzelnen Elemente irrealisiert respektive zu einem formalen Konzert der Gleichklänge werden läßt, welches von starker Suggestivität ist, ohne an etwas Bestimmtes zu erinnern. Es geht nicht um surrealistisches Kontaminieren von Elementen, die nichts miteinander zu tun haben, um somit Zugang zum Unbewußten zu schaffen. Lüpertz demonstriert die Willkür oder Beliebigkeit der Motive, indem er daraus neue noch nie gesehene Motive macht, die nur als Artefakte möglich sind. Das verweist wieder auf die Wirklichkeit der Malerei.

Lüpertz verwendet oft Motive, die fester Bestandteil der Symbolgeschichte oder Motivgeschichte sind. Er malt Pferde gleich, wie sie Pferdemaler schon immer malten. Im gleichen Sinne kann er auch bestimmte modernistische Stile einsetzen, aber er malt nicht im Stil von...,sondern verwendet den Stil, wie er Motive verwendet. Er macht aus einem bestimmten Stil etwas Unpersönliches, das nicht mehr Sehweise ist, sondern Malerei, die von Markus Lüpertz stammt.

7.

Auf vielen früheren Bildern von A.R.Penck (alias Ralf Winkler) erscheinen Figuren, die Tafeln mit der Inschrift "A = A" halten. Dieses programmatische Bild im Bild reflektiert das Bildwesen, und das ist seine Identität mit sich selbst. Für den Betrachter heißt das: schwebende Zeichen in ihrer Autonomie.

1975 fand in der Berner Kunsthalle und anschliessend im Van-Abbe-Museum in Eindhoven eine grosse Ausstellung mit Werken Pencks statt. Der folgende Textabschnitt bezieht sich auf die Werke die-

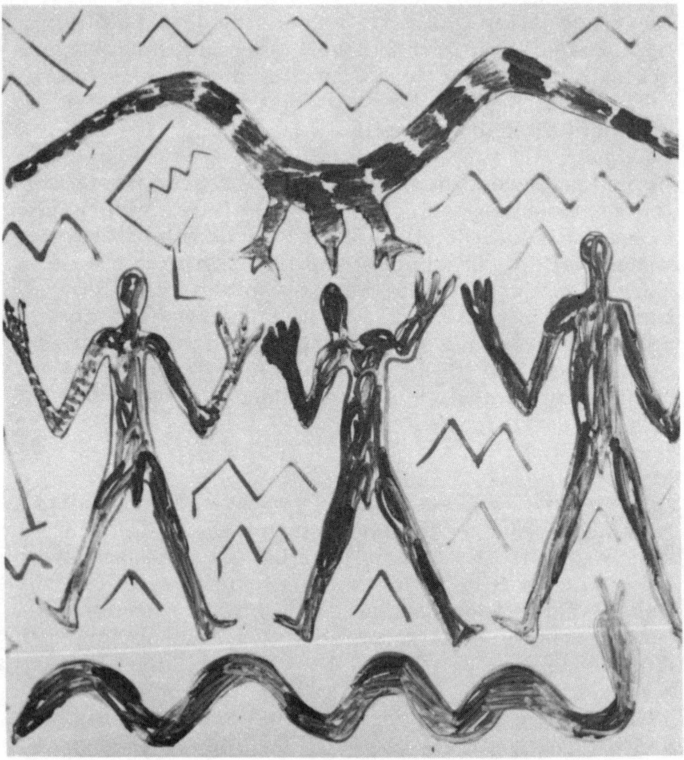

"Standart 3", 1974
150 x 150 cm, Dispersion auf Leinwand

ser Ausstellungen. Anschließend folgt die grundsätzliche Analyse.

Die Ausstellung bestand aus fünf Abteilungen, die in dem Sinne selbständig waren, als jeder Raum ein bestimmtes Thema hatte, das von den anderen verschieden war, aber mit ihnen im Zusammenhang stand. Jedesmal erschienen also andere Aspekte der einen Intention. Es begann mit "Vorbereitung", dann folgte der schönste und intensivste Raum "Fest". Die Bilder im Raum der Vorbereitung waren nicht durch bestimmte Formen oder eine andere Gleichartigkeit gekennzeichnet. Es waren hier alle Möglichkeiten versammelt: Vorbereitung bedeutet also das Vertrautwerden mit einer Haltung, einer bestimmten Welt. Im Festraum hatte es einige starkfarbige Bilder von blauen Frauen, roten Frauen, grauen Männern, von Tieren. Die Figuren waren auf Flächenhaftigkeit reduziert, eine stark vereinfachte urtümlich-primitive Darstellungsweise. Die Figur als Signal eines bestimmten Gefühles, einer Empfindung, die Figuren in einer Gruppensituation des Tanzes, des Kultus, des Ritus. Der Ritus ist für jemanden, er geschieht im Zusammenhang mit etwas Bestimmtem: als Verhaltensspiel, als Beschwörung, Taumel, Kommunikation und Schönheit. Vor den gemalten Signal-Menschen zelebrierte das Unaussprechliche die tiefe Emotion.

Die zwei folgenden Abteilungen hießen "Standart 3" und "Strukturen". Die Signale reflektieren Bedingungen der Existenz. Bei "Standart 3" war es immer die gleiche Bildformel: die drei Ebenen Schlange, Mensch, Vogel markierten drei Bewußtseinsformen. Der Mensch war auf der mittleren Ebene zwischen der erdgebundenen Schlange und dem "luftigen" Vogel in der Sphäre des Lichtes. Bei "Strukturen" war es eine andere Grundbedingung, die des Wechselspieles von innen und außen, die der Denken und Sein bestimmenden Assoziationen.

Struktur bedeutet eine Ebene der menschlichen Ausgesetztheit an Abläufe, Mechanismen, Prozesse, Bewegungen, biologische, physiologische und physische Zwänge. Diese Bilder waren klein- und vielteilige Signalreihen, die nie vollständig oder gleichzeitig und im Zusammenhang faßbar sind. Wirklichkeit zerfällt in Bruchstücke. Es ist, wie wenn man mit einem Auto durch eine Großstadt fährt und nachher das, was man gesehen hat, in einem Bild zu sehen bekommt.

Der letzte Raum hieß "TM". Die Werke dieser abschließenden Abteilung waren etwas wie die Reflexion aller vier vorherigen Ebenen und somit die Synthese auf einer neuen Ebene. Diese Bilder waren karg und streng, vereinfacht und geometrisiert - Signalsituationen von grundsätzlicher Bedeutung. Nicht das Narrative zählte hier, sondern die bildnerische Gefaßtheit. Man könnte sagen, hier wurde das Resultat formuliert, das sich nach der Wanderung durch die anderen Räume ergab. Nicht als Ausweg und nicht als Ausschließlichkeit, die die anderen Möglichkeiten verhindert, sondern als notwendiges Produkt und als notwendige Handlung einer Erfahrungskette und aus einem Denkprozeß. Deshalb war die Gefaßtheit wichtig: sie schließt alle vorherigen Möglichkeiten und Erfahrungen ein, transzendiert sie aber und überführt sie in eine andere Wirklichkeit. Soweit die Ausstellung. - Offensichtlich wird, daß Penck Zeichen oder Signale verschiedener Zugehörigkeit und Abstammung verwendet, die in systematischer Weise gruppiert sind. Jede Gruppierung öffnet einen bestimmten Bereich der Assoziationen, der sich von den anderen Bereichen unterscheidet. Die Veränderung der Assoziationen ist gesteuert, ohne daß ihr Inhalt fest umrissen ist. Pencks Bilder und Bilderreihen gründen auf informations-theoretischen Erkenntnissen und damit in der Systemtheorie. Die Zeichen gehen nicht von eindeutigen Semantiken aus, sondern sind vorerst einmal graphische Elemente aus verschiedenen Kulturen und Kulturepochen der Menschheit. Sehr wichtig ist die Höhlenmalerei, einerseits wegen der Reduktion, andererseits wegen der mit ihr verbundenen magischen Praxis, die auf Wirklichkeit verweist. Es erscheinen Elemente aus den verschiedenen Schriftsystemen: Hieroglyphen, Runen, Buchstaben; es erscheinen mathematische, geometrische, technische Symbole. Die graphischen Elemente sind aus diesen funktionalen Zusammenhängen gelöst, ohne den Ursprung zu verneinen. Innerhalb einer Reihe werden sie systematisch verändert, um semantische Differenzen über syntaktische Entwicklungen zu reflektieren. Der Input ist beliebig, es gibt keine Hierarchie wichtigerer oder weniger wichtigerer Zeichen. Das "Programm" macht aus den graphischen Elementen einen gerichteten Out-put bestimmter Zeichenreihen. Das ist das Prinzip der offenen organischen Systeme; "...organische Systeme sind *offen*, was bedeutet, daß sie mit ihrer Umwelt Stoffe, Energie oder Information austauschen. Ein System ist geschlossen, wenn kein Export oder Import von Energien in irgendeiner Form - Information, Wärme, Materie usw. - stattfindet und daher auch kein Austausch von Bestandteilen, wie zum Beispiel bei einer chemischen Reaktion in einem verschlossenen, isolierten Behälter." (A.D. Hall und E.R. Fagen, "Definition of System", General Systems Yearbook I, 1956) Ashby, auf den sich Penck ausdrücklich bezieht, formuliert das Prinzip offener Systeme wie folgt: "Die Wissenschaft steht heute an einer Art Scheideweg. Zwei Jahrhunderte lang hat sie Systeme untersucht, die entweder wirklich einfach sind oder zu ihrer Analyse in einfache Bestandteile zerlegt werden können. Die Tatsache, daß ein Dogma wie 'Man verändere jeweils nur einen Faktor' ein Jahrhundert lang anerkannt wurde, beweist, daß die Wissenschaftler hauptsächlich mit der Untersuchung solcher Systeme beschäftigt waren, die dieser Methode zugänglich sind: denn für komplexe Systeme ist sie oft grundsätzlich unbrauchbar. Erst seit Sir Ronald Fisher in den zwanziger Jahren seine Experimente mit bebautem Ackerland durchgeführt hat, ist es klar, daß es komplexe Systeme gibt, die die Änderung von jeweils nur einem Faktor einfach nicht zulassen - sie sind so dynamisch und so reich an inneren Verknüpfungen, daß die Änderung eines Faktors sofort zur Ursache der Änderung anderer, vielleicht vieler anderer Faktoren wird." Für Penck heißt das: die Veränderung vom Zeichen a^1 zu a^2 ist immer systematisch, aber nicht berechenbar. Wenn dieser Schritt berechenbar wäre, müßte er sich auf bekannte Systeme, das heißt auf bestehende Bedeutungen beziehen. Pencks Untersuchungen geschehen in einem heuristischen Raum, wo jede Möglichkeit auftauchen könnte. Zu drei Quadraten, die zu drei Kreisen werden, kann eine dritte geometrische Grundform hinzutreten, beispielsweise das Dreieck; diese Reihe gründet auf einem bekannten System. Doch wenn einer hinzutritt und sagt: "Nach den drei Kreisen kommen drei Weltkugeln", so schafft dies ein neues System, das gleichberechtigt neben dem geometrischen steht. Die Bedeutung eines Systemes ist nicht durch seine direkte Anwendbarkeit definiert. Penck sucht Systeme, um mögliche Bilder der Welt zu schaffen.

8.

Baselitz, Kiefer, Lüpertz und Penck sind nicht an formalen Innovationen in der Art stilistischer Reduktionen interessiert. Ihnen geht es um Reflexionsinnovationen über und in der Malerei selbst. Dabei ist das Wort "Malerei" mißverständlich, weil es eine mediale Ausschließlichkeit suggeriert. Baselitz, Kiefer, Lüpertz und Penck malen, zeichnen, machen Graphik und Objekt. Es geht um das Bild im multivalenten Sinne: Abbild, Bild der Welt, Weltbild, Bild als Artefakt, Bild als Wirklichkeit. Die vielfältigen Beziehungen, die zwischen den Bildern möglich sind, ist der Untersuchungsbereich. Die gemeinsame Konstante ist, daß Abbilder, Bilder der Welt, Weltbilder da sind, diese sich aber durch die unterschiedlichen Methoden annihilieren, ohne daß sie verschwinden. Das heißt, die Bedeutungen, die die Abbilder, Bilder der Welt, Weltbilder suggerieren, werden aufgelöst, sie verflüchtigen sich wie Rauch, zurück bleibt das Bild als Artefakt, die Wirklichkeit des Bildes.

Im Gegensatz zu Picabia,dem alles recht war und der aus der Beliebigkeit ein Prinzip machte,geschieht hier ein reflektierter methodischer Einsatz,um das Bild aus den Abhängigkeiten,die nichts mit ihm zu tun haben,zu lösen. Nur die Reflexion kann die Freiheit bringen,der bewußte Einsatz der Mittel.

Die Person des Künstlers hat sich nicht aus dem Bild zurückgezogen. Sie verschwindet in der Malerei, ohne ihre Präsenz zu verlieren. Alles das, was persönlich sein könnte, wird in einem Bereich aufgehoben, wo die Kategorien "Persönlich/Nichtpersönlich" keine Rolle mehr spielen. Das Bild ist da und ist nicht interessiert, auf den Künstler zurückgeführt zu werden, ohne dieses Desinteresse explizit zu äußern. Die Bilder *stammen* von Baselitz, von Kiefer, von Lüpertz, von Penck; dies wird sichtbar, weil die jeweilige Reflexionsweise und Methode nur von Baselitz, Kiefer, Lüpertz, Penck stammen können. Hier äußert sich das Moment der Reflexionsinnovation.

Der eingangs verwendete Begriff "Rhetorik der Malerei" ist aus diesen Zusammenhängen mißverständlich.Genauer ist: Rhetorik des Bildes, was heißt: das Bild zeigt, daß es nicht über die Welt spricht, wie sie durch bestehende Bedeutungen konstituiert wird, sondern das Bild spricht als Welt, die es ist, und somit von Welt, wie sie ist.

1977

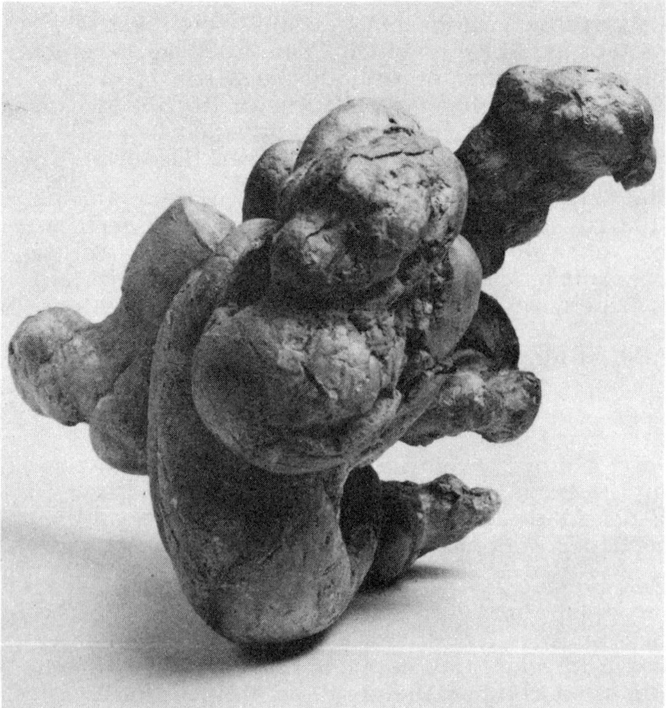

"Ohne Titel", 1961
Höhe ca. 30cm, Gips

1

Die ideell-philosophische Seite des Plastischen:
"Die ausgereifte anschauliche Vorstellung des Bildhauers umfaßt alle Ausdehnungen, Umgrenzungen und Spannungen der Körperlichkeit, aber gleichzeitig, untrennbar mit ihnen verbunden, wenn auch vielleicht zum Teil unbewußt, den entsprechenden Aspekt der immateriellen Volumen. Die von seinem Geist zu einer Einheit zusammengeschmolzene Gesamtvorstellung ist seine originale Vision - seine plastische Idee. Eine Idee im ursprünglichen Sinn des Wortes: eine bildhafte Vorstellung, die sich der Geist von den Dingen macht. Idea, eidos: Bild, Gestalt."
(Bruno Adriani, "Probleme des Bildhauers", Ulm, 1948)

Die handwerkliche Seite des Plastischen:
"Das Verständnis für Plastik hängt von der Fähigkeit ab, auf dreidimensionale Formen zu reagieren. Vielleicht ist die Bildhauerei deshalb als die schwierigste aller Künste bezeichnet worden; sicher ist sie schwieriger als die Künste, bei denen das Verständnis von flachen Formen, von Gestaltungen in nur zwei Dimensionen erforderlich ist. Es gibt viel mehr 'Formenblinde' als Farbenblinde. Das Kind, das sehen lernt, unterscheidet vorerst nur zweidimensionale Formen; es vermag Entfernungen, Tiefen nicht zu beurteilen. Später muß es zu seiner eigenen Sicherheit und für seine praktischen Bedürfnisse - zum Teil mittels des Tastsinns - die Fähigkeit entwickeln, dreidimensionale Entfernung zumindest ungefähr abzuschätzen. Die meisten Menschen gehen jedoch, sobald sie dieses Ziel erreicht haben, nicht weiter. Wenngleich sie es in der Wahrnehmung flacher Formen zu beachtlicher Genauigkeit gebracht haben mögen, machen sie keine weitere geistige oder gefühlsmäßige Anstrengung, um

die Form in ihrer vollen räumlichen Existenz zu erfassen.

Das aber muß der Bildhauer tun. Er muß unaufhörlich an die Form in ihrer ganzen räumlichen Vollständigkeit denken und sie auch so verwenden. Er nimmt die feste Gestalt sozusagen in seinem Kopf auf - er denkt an sie, wie groß sie auch sein mag, als hielte er sie in der hohlen Hand umschlossen. Im Geist veranschaulicht er sich eine komplizierte Form von allen Seiten; während er eine Seite betrachtet, weiß er, wie die andere aussieht, er identifiziert sich mit ihrem Schwerpunkt, ihrer Masse, ihrem Gewicht, er vergegenwärtigt sich ihr Ausmaß, als den Raum, den die Form in der Luft verdrängt."
(Henry Moore, "Über die Plastik", München, 1972)

Die entgrenzt-umfassende Seite des Plastischen:
"Ich war nicht einverstanden damit, daß die Menschen sagen, hier handelt es sich um eine Plastik, weil man eben weiß, daß eine Plastik in konventionellem Sprachgebrauch eben eine Sache ist, die irgendwie so da in der Gegend steht, es handelt sich um eine Figur oder um ein räumliches Gebilde. Man meint zu wissen, was eine Plastik ist. Demgegenüber bin ich der Ansicht, daß man es eben gar nicht weiß. Der Begriff Plastik setzt sich zusammen aus vier Teilen. Der Ausgangspunkt ist völlig undifferenziert, ist ein chaotisch Strömendes, Undifferenziertes. Das wäre also das chaotische Element, mit dem aber verbunden ist der Mensch selbst, wenn ich danach suche, wo finde ich diese Kräfte im Menschen selbst, der ja schließlich der Produzent einer Plastik ist, dann muß ich sagen, finde ich es zunächst im undifferenzierten Willensmäßigen. Hier kann man wieder ein Licht werfen auf das, was die Psychologen bezeichnen als das Unterbewußte oder Unbewußte. In diesem Bereich würde ich sagen, also im willensmäßigen Bereich,

findet man den Ausgangspunkt der Kräfte, die sich des Chaotischen bedienen, also als freiströmendes, chaotisch strömendes Material. Und hier muß eingreifen etwas vollkommen Entgegengesetztes, was man im Menschen, wenn man die Topographie anwendet, beispielsweise im Denken finden würde. Das eine würde man im Willensmäßigen finden, man könnte sagen, man kann es sogar im Verdauungssystem finden, man kann es im Ausscheidungsprozeß finden, also in dem, was die Menschen auch als schmutzig bezeichnen, nicht wahr, Defäkation undsoweiter, alles das, was mit Physiologie des Menschen zusammenhängt. Demgegenüber kommt ein ideenmäßig Abstraktes, also die Form. Hier haben wir jetzt schon zwei entgegengesetzte Prinzipien, die zu einer Plastik führen, nämlich das Chaotisch-Willensmäßige und das Gedanklich-Formmäßige, was zusammenkommt und sich in einer Auseinandersetzung befindet. Dazwischen gibt es unheimlich viele differenzierte Zwischenbegriffe, also zum Beispiel etwas, was man mit dem Rhythmischen bezeichnet, was sicher kommt vom Empfinden; so gesehen würde ich das als die eigentliche ausgleichende Mitte bezeichnen. Jetzt haben wir also schematisch drei Elemente. Dazu kommen aber sicher viele andere noch. Und das ist mein Interessengebiet in meiner Lehre, und das, würde ich sagen, ist jetzt meine plastische Theorie, jetzt Theorie in Klammer, weil ich nämlich glaube, daß es gar keine Theorie ist, sondern eine Wirklichkeit. So gesehen bin ich kein Theoretiker, sondern ich suche nach einer Wirklichkeit. Eigentlich meine ich, das, was ich mache, geht über die Theorie hinaus und ist ein Suchen einfach nach der wirklichen Gestalt der Dinge."

(Josef Beuys, Werkstattgespräch mit Hanno Reuther, WDR, 1.7.1969)

"Meine Plastik kommt mir wie eine künstliche Welt vor, die in sich selbst ruht und ein Traum von einer sich in die Landschaft einfügenden Architektur ist."
(Höckelmann in Kunstforum-International, Band 10, 1974)

Höckelmanns Plastiken aus den sechziger Jahren sind Körper, die aussehen, als wären sie Abgüsse von Naturgebilden, von Wurzelwucherungen, von merkwürdig ausgewaschenen Steinen, von Knollengebilden. Die Plastiken haben den Formcharakter einer natürlichen Gewordenheit.

Henry Moore schrieb: *"Was mich am meisten interessiert, ist die menschliche Gestalt, aber ich habe beim Studium von Naturgebilden wie Kieselsteinen, Felsblöcken, Knochen, Bäumen, Gewächsen usw. Form- und Rhythmusprinzipien gefunden."*
("Über die Plastik", München, 1972)

In diesem Buch gibt es Photographien von solchen Objekten, die Moore sammelte und die nun in seinem "kleinen Atelier" - dort macht er seine Entwürfe - aufbewahrt werden. Es sind dies Kieselsteine, Knochen oder andere aufgelesene Objekte, die auf den ersten Blick aussehen, als wären es Plastiken von Höckelmann.

Es ist natürlich naiv, die Plastiken in eine *abbildliche* Beziehung zu Naturgebilden zu bringen. Denn wenn es um Abbildungen ginge, würde Höckelmann kein halbes Jahr an relativ kleinen Plastiken arbeiten. Trotzdem besteht eine Beziehung zu Naturgebilden, doch ist diese nicht auf die erste, mimetische Ebene reduzierbar.

Höckelmann spricht von seiner Plastik als einem

Traum von *einer Architektur, die sich in die Landschaft einfügt*. Landschaft steht in einem Verhältnis zur Architektur wie das organisch Gewachsene zum zerebral Konstruierten. Höckelmann spricht aber von "einfügen". Etwas fügt sich ein, wenn es sich mit dem Umliegenden durch die Gleichartigkeit der Gestalt verbindet. Ein grellroter Kubus fügt sich nicht in die Landschaft ein. Er wird der Landschaft gegenübergestellt und kann durch die Gegensätzlichkeit mit ihr korrespondieren. Ein Kubus ist Architektur. Auch Höckelmann spricht von Architektur. Mit "Architektur" weist Höckelmann auf etwas hin, was der naturgeformte Stein nicht hat. Es ist dies der gesetzmäßige Aufbau, wenn man will, ein konstruktives Skelett, das den Außenformen der Rundungen eine bestimmte Ordnung verleiht, die darin besteht, daß die Beziehung der Volumina gesetzmäßig ist. Und die Beziehung der Volumina ist dann gesetzmäßig, wenn ein renvoi da ist, *"Hinweise also, die über die gegebene Ansicht hinaus auf die benachbarten, folgenden hindeuten"* (R. Arnheim). Die Beziehung der Volumina ist die einer virtuellen Bewegung. Die eine Seite der Plastik bezieht sich auf die andere. Michelangelo wies darauf hin, daß die Plastik schlangenartig sein müsse, von einer stetigen Rundheit, gewissermassen spiralig. Auf diese Weise entsteht ein Körper, den man als plastischen Gegenstand, als etwas dreidimensional Durchgestaltetes, das im Raum steht und ihn aufsaugt und verdrängt, wahrnehmen, oder besser: erfassen kann. Die Außenformen der Rundungen beruhen gewissermaßen auf der plastischen Verwirklichung eines Gerüstes. Das Innere bestimmt das Äußere, und das Äußere wirkt auf das Innere zurück. Die Formkörper von Höckelmann sind Nachbildungen der Natur. Der Begriff der Nachbildung hat dabei nichts zu tun mit Imitation. Höckelmann arbeitet von innen, vom Gerüst her nach außen. Der Stein im Bach erhält seine Form von außen her, gleichsam als Prozeß gestaltschaffender Abnutzung. Begriffe der Natur können für die Plastiken verwendet werden: Absichtslosigkeit, Selbstgenügsamkeit, Elementarität (als etwas, das auf nichts weiteres mehr zurückführbar ist). Die Nachbildung gründet auf nachdrücklicher Absicht, auf genauer Berechnung, auf komplizierter Architektur. Zwei Bereiche, die scheinbar nichts miteinander zu tun haben, durchdringen sich. Das Resultat ist eine künstliche Welt, wie Höckelmann sagt.

Kunst ist eine Metaebene. Auf dieser Metaebene sind die Plastiken Gegenstände. In Beziehung zur sigmatischen Ebene der Gegenstände (der Sachen und Dinge, die nützlich und direkt funktionell sind) sind es Erscheinungen - sozusagen plastische Erscheinungen. Wie verhalten sich die Plastiken als Erscheinungen zur Ebene der Gegenstände? Haben sie einen Assoziationshof? Es wäre naiv zu sagen, gewisse Plastiken wirken wie ein Schlangengewimmel oder ein Wurzelstock. Das Bewegungsmoment des Plastischen äußert sich auf dieser Ebene als Mehrdeutigkeit. Aus einem gewissen Blickwinkel sieht man einen "Kopf", aus einem anderen wird die gleiche Form zum "Torso" usw. Im Grunde ist der Inhalt des Assoziativen beliebig, wichtig ist, daß die Formen auf dieser gegenständlich-assoziativen Ebene mehrdeutig sind. Sehen ist kein Vorgang der Isolation und der Benennung. Sehen wird immer wieder auf das Elementare des räumlichen Erfassens, der Bewegung im Raum, verwiesen.

Höckelmanns Verständnis von Plastik ist elementar. Es sind weder inhaltliche noch stilistische (also vordergründig formale) Fragen, die ihn interessieren, wenn er an einem plastischen Körper arbeitet. Es ist wirklich - auch auf die Gefahr hin, daß es pathetisch tönt - die *plastische Urform*, die er zu gestalten versucht. Es ist deshalb falsch, im Zusammenhang mit Höckelmanns Plastiken von

"amorph" zu sprechen. Das Amorphe, das mit Zufälligkeit, Beliebigkeit und Gestaltlosigkeit gleichgesetzt wird, gründet hier auf einem Höchstmaß an Kalkulation und Form. Was dazu verleitet, die plastische Urform als zufällig und amorph zu bezeichnen, liegt in ihrer Nicht-Benennbarkeit, in ihrer begrifflichen Neutralität, in ihrer Vorsprachlichkeit(der Weg durch die Sprache hindurch).Höckelmann arbeitet mühsam an seinen plastischen Körpern, sie bereiten ihm, so sagt er selbst, große Schwierigkeiten. Er beendet wenig, zerstört viel, und wenn er beendet, dann ist die Plastik im Grunde unbeendet, weil sie gar nie beendet werden kann. Er sagt dazu: *"Die Sache wächst mir auch zu sehr aus; in die Zeit und ins Detail. Da ist zuviel Verantwortung gefordert für so ein Formgebilde, das von allen Seiten betrachtet werden kann, für das hunderte von Konturen gearbeitet werden müssen."* Die Plastik sei im Endresultat eben nur ein Stück, das man in die Hand nehmen könne und *"was sich, wie Michelangelo gesagt haben soll, unbeschadet den Berg herunterrollen lassen muß. Die Zeichnung dagegen deutet die umfassende Realität von Plastik an, und der Beschauer hat mehr das wichtige Gefühl, sich innerhalb von plastischen Formen zu bewegen und nicht nur eine Plastik von außen anzustarren, oder sich nur durch das Monstrum beeindruckt zu fühlen."*
(Höckelmann in Kunstforum-International,Band 10, 1974)

3

Hegel schrieb in seiner "Ästhetik": *Die Skulptur steht der Malerei nach, "da sie weder das subjektive Innere in seiner partikularen Innigkeit und Leidenschaft noch - wie die Poesie - eine Folge von Äußerungen darstellen kann, sondern nur das Allgemeine der Individualität, soweit der Körper es ausdrückt."* Höckelmann sagt es so: die Zeichnung könne die Ausstrahlung der Plastik sichtbar machen, die Landschaft rundherum, die Menschen, die Atmosphäre. Dabei deute die Zeichnung eine Welt nur an und sei nicht ihre Verwirklichung. Das heißt, daß die Zeichnung viel umfassender und zugleich viel "ungenauer" ist. Sie verdichtet mehr Ebenen, und gleichzeitig geschieht eine Auflösung, weil Formen der verschiedensten Bereiche einander überschneiden und durchdringen, ohne daß eine zentralperspektivische und mithin hierarchische Organisation des Raumes angestrebt wird.

Obwohl für Höckelmann die Zeichnung wichtiger ist - weil sie umfassender und deshalb gleichsam wirklicher ist -, wäre die Zeichnung ohne Plastik undenkbar. Der Arbeitsprozeß am plastischen Körper wird immer durch ein Zeichnen begleitet, das der plastischen Formenbestimmung und der Klärung der Konturenabläufe dient. Die Zeichnung verselbständigt sich dann, wird weiterentwickelt als plastischer Kosmos auf der Fläche. Höckelmann sagt es so: Die Plastik sei für ihn der Spatz in der Hand, wodurch er die Taube auf dem Dach, die Zeichnung nämlich, erhalte.

In gewissem Sinne löst Höckelmann beim Zeichnen das auf, was er als Plastiker am Körper verdichtet. Mit jeder Zeichnung rollt er eine Plastik den Hügel 'runter. Der Körper wird ins Geschehen zurückgeworfen, er wird entdinglicht. Die wirkende Energie des Plastischen erscheint auf der Fläche der Zeichnung viel dynamischer. Bewegung ist etwas Allgegenwärtiges. Das Auge folgt nicht den Formen und *rekonstruiert* Bewegung - das Auge ist der Bewegung *ausgesetzt*, es wird in Soge, Strudel, Spiralen gerissen. Das Plastische erhält fast etwas Gewalttätiges, weil alles plastisch ist; alles bewegt sich, man kann sich nicht ausruhen, sondern wird von Form zu Form getrieben.

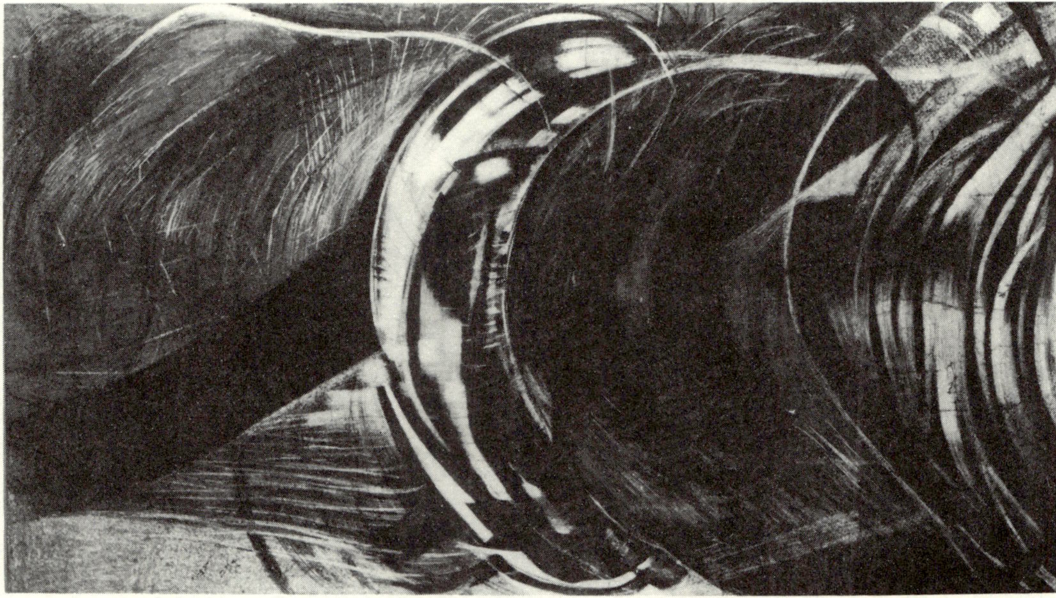

"Ring III", 1968 100 x 175 cm, Kreide, Bleistift auf Papier

Im Zusammenhang mit den Plastiken wurde hier geschrieben: die plastischen Körper seien Nachbildungen der Natur. Es ist an der Zeit, diese Feststellung zu differenzieren.

Die Zeichnungen, die Höckelmann seit 1960 macht, sind vom Motivlichen und von den Formwelten her verschieden. Es gibt Zeichnungen, die durch einen scheinbaren Illusionismus geprägt sind. Man meint, es gehe um Abbildung: Frauenkörper, Köpfe, knüppelschwingende Männer... Andere Zeichnungen weisen keine direkten Anklänge an bestimmte benennbare Dinge oder Dingzusammenhänge auf. Die Formenwelt der Schwellformen, Spiralen, Schlangenlinien, Bänder, Knollen usw. ist verwandt mit der Formwelt der Plastiken. Es sind elementare Bewegungsformen, die übereinander geschichtet sind, die einander durchdringen, die sich auflösen oder verfestigen. Eine dritte Gruppe von Zeichnungen setzt sich aus benennbaren Dingformen und elementaren Bewegungsformen zusammen.

Eine weitere Differenzierung liegt im Bereich des Formduktus. Zeichnungen von größter Durcharbeitung wechseln ab mit solchen von scheinbar zufälliger Hingeworfenheit. Die Darstellungsweise der Karikatur ist ebenso möglich wie jene der Pop-Art. Die Feinschraffuren eines Michelangelo oder Leonardo da Vinci verbinden sich manchmal auf der gleichen Zeichnung mit den "Flecken" eines Wols.

Das heißt: Höckelmann ist weder vom Motivlichen noch vom Duktus her auf einen Formrahmen festlegbar. In gewissem Sinne und unter bestimmten Voraussetzungen ist alles möglich. Höckelmann arbeitet nicht so, wie es der Stilbegriff will. Weder mit "Informalismus" noch mit "Tachismus" oder "Futurismus" ist ihm beizukommen, weil hier Stil keine formale Frage (als Übereinstimmung der Formmittel), sondern eine solche des Sehens oder der Vision ist. Sehen bedeutet in diesem Zusammenhang: erfahren, erleben. Es geht also um Wirklichkeitsbezug. Stil als Frage des Wirklichkeitsbezuges. Und Höckelmann, das zeigen seine Plastiken und Zeichnungen, sieht das plastische Grundwesen der Erscheinungen. Er sieht also den Körper, bevor er Gegenstand ist, der durch bestimmte Anschauungen, Funktionen und Begriffe fixiert ist. Dieses Sehen ist kein mystischer Akt der Schau, sondern ein sinnliches Erfassen des Körpers; ein Erfahren der Körper nicht als Begriffe, sondern als Energien, als sinnlich-plastische Kräfte - als Natur eben.

Diese Seite der Körper - ihre vorsprachliche, sinnlich elementar erfaßbare, energetische - bildet Höckelmann nach. Da "Nachbildung" den Begriff des Realismus impliziert, könnte man von einem Realismus des Plastischen sprechen oder von einem Realismus des Elementaren. Dabei muß aber der an sich statische Begriff des Realismus im Kontext des Dynamischen gesehen werden, aus einem Formverständnis des Werdens, so wie es Paul Klee sagte: *"Form ist also nirgends und niemals als Erledigung, als Resultat, als Ende zu betrachten, sondern als Genesis, als Werden, als Wesen."*
("Das bildnerische Denken", Basel, 1964)

5

Eine Tätigkeit der Nachbildung ist das Abzeichnen. Im Zusammenhang mit Höckelmann ist es besser, von "Nachzeichnen" zu sprechen. Denn "Abzeichnen" geht zu stark in Richtung Nachahmung, Illusionismus, Naturalismus, währenddem "Nachzeichnen" auf Verarbeitung hinweist - Nachzeichnen als Kristallisation des Plastischen und Dynamischen.

Nachzeichnen ist für Höckelmann kein beschaulicher Akt. Es ist für ihn fast etwas Motorisches, etwas Besessenes. Wenn er spazieren geht, nimmt er oft eine großflächige Styroporrolle mit. Wenn er etwas sieht, das ihn interessiert, rollt er sie aus und beginnt darauf mit Tusche und Wachskreide zu zeichnen: Bäume und Häuser, Landschaftsausschnitte, Menschen. Schnell hingeworfene, nervöse Zeichnungen von einer faszinierenden Unmittelbarkeit. Höckelmann graviert dabei oft seine eigene Körperlichkeit in das weiche Material. Valéry sagte:

"Der Maler bringt seinen Körper mit."

Im gewissen Sinne sind diese Zeichnungen auf Styropor eine Ersatzhandlung: eine Plastik auf der Fläche. Die Stofflichkeit des Materials schafft diesen besonderen Dingbezug des Greifbar-Haptischen. - Diese Art der "Vergegenständlichung" erscheint bei vielen Zeichnungen und äußert sich in der Art, wie das Papier behandelt wurde. Das Papier, oder der Karton, ist oft nicht nur Fläche, auf die die Fläche der Linien, Striche, Schraffuren und Flekken gesetzt wird. Das dünne Papier wird als Stoff behandelt, die positiven Linien und Striche finden ihre Fortsetzung darin als negative Ritzungen und Aufrauhungen. Die Zeichnung wird zum Relief.

Einen beispielhaften Prozeß des Nachzeichnens unternahm Höckelmann 1973, als er Skulpturen von Hans Salentin nachzeichnete. Diese stark technisch orientierten, an Motoren, Maschinenteile, Rennautos erinnernden Objekte verwandelte Höckelmann zu plastischen Raumgebilden, bei denen *"der Raum als Bewegung an den Flächen entlang (gleitet), ihm werden Richtungen, Impulse gegeben, die sich nach außen hin fortpflanzen. Es entstehen Stauungen der Bewegung, Wirbel, Schleifen"* (Hille Eilers). Manfred Schneckenburger beschreibt diesen Umsetzungsprozeß wie folgt: *"Folgerichtig erfaßt (Höckelmann) in einer ersten Schicht der Re-*

zeption diesen plastischen, konstruktiven Bau der Vorlage, nicht illusionistisch modellierend, die Skulptur nachtastend, sondern ganz frei aus dem Medium der Zeichnung. Die Linie nimmt Schwung an konvexen Körpern; dagegen gesetzte Geraden straffen die Oberfläche. Schraffuren bündeln zeichnerische Energie im Dienste der plastischen Form. Tektonische Kreuzlagen ummauern Kuben. Spiralen kreisen Röhren ein. Die Linien lösen die Form nicht auf, sondern ziehen Salentins Objekte in einen dynamischen Prozeß, dessen Finalität wieder die plastische Form ist. Offener Linienfluß und Formfestigkeit schließen sich nicht aus, sondern bedingen sich gegenseitig."
(Beide Zitate stammen aus "Hans Salentin Skulpturen, gezeichnet von Antonius Höckelmann", Hake Verlag, Köln, 1974).

Höckelmanns Schaffen, als Zurückführung der Dinge auf ihre plastische Energie und ihren élan vital, ist ein intensives Unternehmen der Versinnlichung, der Sensualisierung. Der darin eingeschlossene Ordnungsbegriff ist, auf gesellschaftlicher Ebene, etwas stark Subversives, weil gegen jede Immobilität gerichtet. Wenn nun Höckelmann Hefte der bundesdeutschen Regenbogenpresse nachzeichnet, die über Brutalitäten, Morde, sensationelle Operationen oder Sensationen anderer Art berichten, so versucht er, einen gesellschaftlichen Bezug herzustellen, und zwar nicht als direkt gesellschaftskritisches Unternehmen, nicht als Anklage und nicht als Urteilsspruch. Wenn Höckelmann von diesen Heften spricht - seine Absicht ist es, ein ganzes Heft von der ersten bis zur letzten Seite nachzuzeichnen -, so ist der Unterton einer Fasziniertheit nicht überhörbar. Es geht ihm hier, wenn er diese "plastischen" Produkte der allgemeinen Wirklichkeit nachzeichnet, um eine Umsetzung ins Plastische, was heißt: es geht um eine Überspitzung,aus der Klärung resultiert. Das ist keine Aufdeckung, keine Demaskierung, es werden keine gesellschaftlichen Mechanismen "aufgedeckt". Die Umsetzung ins Bild konturiert und klärt, weil das Bild plastisch ist. Was das Medium der Regenbogenpresse als Reportage mitteilt, als in bestimmter Weise vermittelte *Zubereitung* eines tatsächlichen Geschehens (in Form farblich übersteigerter Photographien und genüßlich arrangierter Texte, die Spannung und voyeurhafte Lust bereiten sollen), versinnlicht Höckelmann mit seinen Zeichnungen zu etwas ganz Direktem, das aber, weil es ja Zeichnung ist, als reflektierte Direktheit erscheint. Höckelmann ist mit seinen Nachzeichnungen näher bei der Wirklichkeit als die Regenbogenpresse.

Eine andere Form des Nachzeichnens als Sensualisierung erscheint bei Höckelmanns zahlreichen Frauen-Bildern. Der Frauenkörper ist ja so etwas wie das Inbild des Plastischen, und die Sexualität ist die Vitalform davon. Höckelmanns Frauen verbinden beides: den Körper als plastisches Ereignis und Signal des Sexuellen. In einer Zeitungskritik werden die Frauen-Zeichnungen wie folgt beschrieben: *"...Mädchenbeine in Sitzhaltung, ein sich kämmendes Mädchen, nur eindeutig geht das nie zu, alles wird gestört und gesteigert. In der Schattenfläche eines Mädchenhalses arbeitet der Strich zerstörerisch."* Und über die Sinnlichkeit im allgemeinen steht dort: Höckelmann *"steigert die Mittel zu Formen von großer Sinnlichkeit, hebt sie aber zugleich immer wieder auf, zerstört sie, um sie neu zu steigern. Eine sicher gesetzte Weißhöhung läßt die Form ganz konkret werden, zugleich geht ein heftiger, impulsiver Pinselschwung darüber und entlarvt die Sinnlichkeit als schönen Schein. Ein gebrochenes Verhältnis zur Sinnlichkeit wird hier sichtbar, das man entweder dem Künstler vorwirft (oder der Gesellschaft), in dem man ein allgemeines Phänomen gestaltet findet."*
("Die Welt, 13. November, 1969)

6

Am Anfang des Textes hier stehen Zitate. Henry Moore zeigt auf, was für ihn Plastik bedeutet. Es ist vor allem das Erlebnis der Räumlichkeit, der bestimmenten plastischen Räumlichkeit des Bildhauers. Was ihn am meisten interessiere, sei die menschliche Gestalt, aber beim Studium von Naturgebilden habe er die Formenprinzipien gefunden. Moores Plastiken stellen irgendwie einen Endpunkt der abendländischen Tradition der Darstellung des Menschenbildes als plastischer Körper dar. Ein weiterer Schritt unter Beibehaltung des Plastischen und der menschlichen Gestalt scheint unmöglich. Davon zeugt das Spätwerk, das eine gefährliche Gratwanderung zwischen Modernismus (der manierierten Formbetontheit) und Auflösung, Zerstückelung, Zersplitterung des Menschenbildes ist.

Ein anderes Zitat stammt von Joseph Beuys, der die plastische Idee sozusagen vom Sockel riß. Nicht nur die Statue ist ein plastisches Ereignis, sondern auch derjenige, der diese Statue schuf. Beuys entgrenzt den Begriff des Plastischen und betonte, daß jede menschliche Produktionsweise im Zusammenhang des Plastischen gesehen werden muß. Plastik habe polare Qualität. Sie umfasse Werden und Vergehen, Wärme und Kälte, Chaos und Form. Plastik sei das Prinzip der Schöpfung.

Wenn die Denkprozesse und Anschauungen von Moore und Beuys als Paradigmen verstanden werden, also nicht als persönlich-private Meinungen, sondern als Standpunkte, die geschichtlich begründet sind, so ist es möglich, das Schaffen Höckelmanns als zwischen Moore und Beuys liegend zu kennzeichnen.

Höckelmanns handwerklich-formales Verständnis

von Plastik ist in der Nähe von Moore. Doch interessiert ihn nicht das sozusagen klassisch-humanistische Konzept des Menschenbildes, das bei Moore, trotz der Gefährdung, der "Surrealisierung", der Zerstückelung, ideell im Zentrum steht. Es ist der Standbildmensch, die Statue, also ein anthropozentrisches Weltbild. Für Höckelmann ist das Plastische etwas Elementares und hat eine Wirklichkeit, die geschichtlich älter ist als der Mensch. Wir sprachen ja von den Plastiken als Nachbildungen der Natur, und wir differenzierten diese Aussage.

Das Plastische nun, wie es losgelöst vom Körper auf der Fläche der Zeichnungen erscheint, ist für Höckelmann etwas Allgegenwärtiges, es ist die eigentliche Wirklichkeit. Die Nachzeichnungen verwandeln alles in Bewegung, in räumliche Durchdringungen. Natürlich erscheint hier auch der Mensch, aber nicht als Standbildwesen, sondern als sensualisierte Form der plastischen Realität. Wie für Beuys ist auch für Höckelmann das Plastische etwas Allgegenwärtiges als Chaos und Form, als Kreativität und Aktivität, als Werden und Vergehen. Doch Beuys verwendet zur Darstellung oder besser, zur Umsetzung seiner plastischen Idee konzeptuell geprägte Formmittel. Die ideell-inhaltliche Seite der Visualisierungen ist wichtiger als die energetisch-formale. Exegese ist also ein Prozeß der Datenermittlung, der Rekonstruktion der Begriffe und ihrer Zusammenhänge. Beuys, und das ist die Essenz, *ideologisierte* den Begriff des Plastischen.

Höckelmanns Verständnis des Plastischen, so wie es in den Körpern und Zeichnungen erscheint, ist nicht ideell und schon gar nicht ideologisch, sondern elementar. Seine Formmittel sind nicht konzeptuell, sondern beruhen sozusagen auf der Physik oder Chemie des empfindlichen Sehens. Es sind prinzipiell die gleichen Formmittel wie jene Moores.

Das Plastische als räumliche Durchdringung. Es ist also eine Direktheit des Vorsprachlichen da, eine reflektierte Unmittelbarkeit der plastischen Urform.

1975

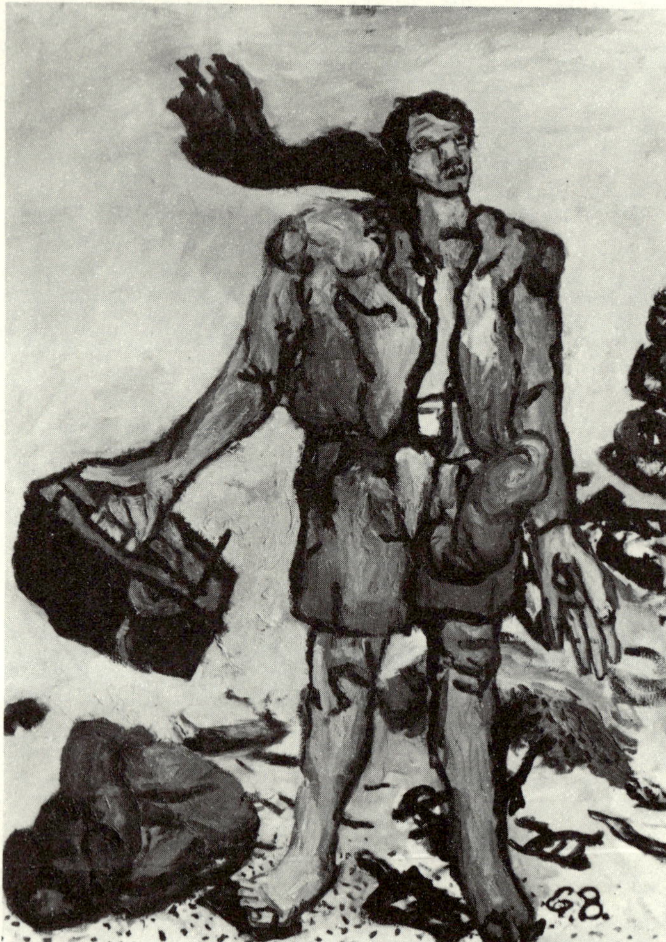

"Der neue Typ", 1965
162 x 130 cm, Oel auf Leinwand

GEORG BASELITZ

1

"Versöhnliche Meditation, beginnend mit der Betrachtung des kleinen Zeh's. Am Horizont, im fernsten Nebel, sieht man immer Gesichter. Unter der Decke bebt zitternd ein Wesen, und hinterm Vorhang lacht man. In meinen Augen seht ihr den Naturaltar, das Fleischopfer, Speisereste in der Kloakenpfanne, Ausdünstung der Bettlaken, Blüten an Sümpfen und Luftwurzeln, orientalisches Licht,auf den Perlzähnen der Schönen, Knorpel, Negativformen, Schattenflecken, Wachstropfen, Aufmärsche der Epileptiker, Orchestrationen der Aufgeblähten, Warzen-, Brei-, Quallenwesen, Körperglieder, Schwellkörperverflechtungen, Schimmelteig. Knorpelauswüchse inmitten der öden Landschaft."

"In mir sind vorpubertäre Einschlüsse (der Geruch bei meiner Geburt), in mir ist die Grünung der Jugend, die Liebe in den Ornamenten, die Turmbauidee. Die Grünung der Jugend und das kommende Herbstlaub sind Momente, auch wenn ich im Winter paranoid verfalle. In mir sind Giftmischer, die Verheerer, die Entarteten zu Ehren gelangt." *

Das 1. Pandämonium (Herbst 1961) und 2. Pandämonium (Frühling 1962) sind schnelle, atemraubende Texte, voller bekennerischer Sätze, voller aggressiver Wehmut und voller dunkler Anspielungen.Der Bezugspunkt der Metaphern sind häufig Bilder der Natur, zugleich wird das Metaphorische wütend attackiert, um zu einer Authentizität des Textes zu kommen, die das Literarische zerstört. Aber ist das gelungen? Steckt nicht noch etwas anderes in

---

* Zwei Ausschnitte aus dem 1. Pandämonium(November 1961) von Georg Baselitz. Texte 1.und2.Pandämonium von Georg Baselitz in "Schastrommel",Nr.6,Bolzano/Berlin 1972.

den Sätzen? Ein intellektueller Bruch? Eine durch Bildungserlebnisse gebrochene Unmittelbarkeit, die ein schon gesagter Diskurs verdoppelt?

Als Baselitz zusammen mit seinem Freund Eugen Schönebeck 1961 in Berlin in einem Abbruchhaus die erste Ausstellung veranstaltete, hingen Photographien Antonin Artauds, Gottfried Benns u.a. an der Wand. Er habe damals auch Baudelaire und vor allem Lautréamont gelesen, sagte Baselitz im Gespräch mit Johannes Gachnang. Das sind Dichter, die die Grammatik und die Syntax durchbrachen, Konventionen zerstörten. Dichter, deren Schreiben *und* Leben durch extreme Bewußtseinszustände gezeichnet ist. Dichter, die am *"Skandal eines vom Leben getrennten Denkens"* (Artaud) litten, die die *"Kacke des Seins und seiner Sprache"* umgruben (Artaud).

Das 2. Pandämonium endet mit einem Satz Artauds: *"Alles Geschriebene ist Schweinerei."* Beide Texte sind der Tonart und der Attitüde nach von diesen Dichtern geprägt. Baselitz: *"Der Ausdruck der Manifeste ist negativ, ist eine wütende Abgrenzung von dem, was damals (anfangs sechziger Jahre) geschah."* *

Baselitz grenzte sich von der Zeit ab, das heißt auch von einer Kunstszene, die den Tachismus als Stil betrieb, und verwies programmatisch auf das, was ihn anging. Artaud und Lautréamont, Benn und Baudelaire sowie Fautrier, Wols und Pollock, dann auch Chaissac, Josephsohn, Wrubel, Strindberg als Maler und Dichter sowie die Kunst der Geisteskranken - alle diese Gestalten und Kunst-

* Gespräch mit Johannes Gachnang - alle folgenden Aussagen Baselitz' sind, wenn nichts anderes vermerkt, den Tonbandaufzeichnungen dieses Gesprächs entnommen, das am 6. November 1975 auf der Fahrt von Derneberg nach Köln stattfand.

formen, die im (ver-rückten) Abseits des Authentischen arbeiteten und geschahen, waren ihm Leitbild. Karl Jaspers stellt in seinem Buche "Strindberg und van Gogh" (Berlin 1926) die Frage: *Ist in unseren Zeiten "das Schizophrene Bedingung einer Echtheit in Sphären, die in gebundenen Zeiten auch ohne Schizophrenie echt erfahren und dargestellt werden können?"* Baselitz verwendete in seinen Manifesten häufig das Wort "Paranoia". Der Bedeutungshof dieses Wortes verweist auf seine damalige Form der Abgrenzung als Verrücktheit, die eine rigorose Andersartigkeit meint, die mehr vom Gefühlsschwung und von der Affektion lebte als von bewußtem Denken. Doch schon in den Manifesten gibt es Sätze, die eine selbstkritische Tendenz haben und die zugleich eine Absetzung gegen die Leitbilder beinhalten: *"Mein schöner, überfälliger Körper in diesem (A.A.s) vornehmlich bunten Schatten." "I.Ducasse ist verhängnisvoll,ohne die Bereitschaft zur Liebe."* Heute, da Baselitz anstelle von "Paranoia" häufig das Wort "Abgrenzung" verwendet, sagt er: *"Die Manifeste sind weder taktisch, noch politisch, noch klug gewesen. Von tief unten sind sie gekommen, als Bauchrednerei, die nicht intellektuell, sondern pubertär war."*

II

Baselitz war 1957 als 19jähriger junger Mann aus der Deutschen Demokratischen Republik nach West-Berlin umgezogen, wo er bis 1964 an der Hochschule für bildende Künste studierte. Sein Lehrer war Hann Trier, der ihn auf viele dieser Künstler im Abseits,wie Lautréamont und Artaud, aufmerksam machte. Baselitz hatte vorher zwei Semester in Ost-Berlin Malerei studiert. Auf verschiedenen Ebenen mußte dieses Jahr 1957 zu einem Bruch geführt haben. Auf jeden Fall kam Baselitz in eine Welt, die von der bisherigen ziemlich verschieden war.

Die bundesrepublikanische Kunstszene wurde seit der Ausstellung der Gruppe "Quadriga" (Götz, B. Schultze, O. Greis, H. Kreutz), die 1952 in Frankfurt stattfand, in zunehmendem Maße von einem Tachismus beherrscht, von dem Paul Vogt schreibt: *"Die Gefahr, die auch in der deutschen Malerei nach 1950 rasch erkennbar wurde, lag in der schnell anwachsenden Breite der Produktion, in der Geschwindigkeit, mit der die Künstler den Abstand zu den internationalen Vorbildern abzukürzen trachteten. (...) Als warnendes Zitat ging bereits Mitte der fünfziger Jahre das Wort von der 'abstrakten Akademie' um".* *

Gegen Ende der fünfziger Jahre bahnte sich eine Veränderung an. Damals schrieb Eduard Trier: *"Unvorstellbar der Gedanke, daß sich ein Maler mit 25 Jahren dem Rausch der malenden Selbstentäußerung hingäbe und darin bis in sein hohes Alter aushielte."*

1963 hatte Georg Baselitz seine erste Ausstellung in einer Galerie (Werner & Katz, Berlin). Die gezeigten Werke stammten aus der Zeit seit 1961. Was Vogt im schon erwähnten Buch über die damaligen Bilder von Horst Antes schrieb, trifft, so allgemein formuliert, auch für die Werke Baselitz' zu: *"Der junge Künstler malte gegen Ende der fünfziger Jahre expressiv wirkende Figurationen aus brennender Farbe, Gestaltfetzen eigentlich nur, Bruchstücke menschlicher Körper, groß, schwer, erotisch beladen, den engen Bildraum drangvoll füllend."* Dieses Zitat belegt, daß Baselitz kein Einzelfall war, was den Trendwechsel betrifft. Er war es aber insofern, als seine Bilder von einer einzigartigen Rigorosität der Formulierung sind, die keinen Vergleich mit dem damaligen Antes zuläßt.

---

* Paul Vogt, "Geschichte der deutschen Malerei im 20. Jahrhundert", Köln, 1972.

Die Malereien und vor allem die Zeichnungen dieser ersten Zeit sind Aufkeimungen einer gegenständlichen Körperlichkeit, die durch das Bildeigene der gekräuselten Linien, der wilden Striche und Flecken ständig bedroht erscheint. Es ist so etwas wie ein Automatismus der Hand, der mit dem Gesehenen, dem Gefühl der Gestalt und des bestimmten Bildes konfrontiert wird, um Bilder zu hinterlassen, die nur knapp dem Bereich des chaotischen Vorbildlichen entgehen. Die Erscheinung ist ganz und gar nicht gesichert. Ihre Sprache ist lallend und murmelnd, einzelne Laute verdichten sich, fast zufällig, zu Wörtern.

Das Verhältnis von Automatismus und Gestalt ist auf der Ebene des Bildes nicht trennbar. Es sind nicht zwei unverbundene Schichten, die einander beziehungslos überlagern. Deshalb ist es nicht richtig, von einem Automatismus *der Bildmittel* zu sprechen. Es ist eher ein Automatismus *der gewordenen Gestalt*. Eine Motorik. Das zeigt sich bei der Strichqualität: fiebrig, nervös, kritzelnd, die Gestalt mehrfach abtastend, ihre Bewegungen aus der bewegten Hand suchend, ihre Umrisse motorisch mehrfach fixierend. Die Striche können über die Gestalt hinausgehen, in den Raum hinauswuchern, um dort als Strichvegetation ein nicht näher umschreibbares Eigenleben zu gewinnen. Innerhalb des Bildes selbst ist ihre Funktion klar. Es sind bildeigene Bestandteile, die das Fieberige und Wuchernde über die ganze Fläche ausbreiten, die gesamthaft zu einer Empfindlichkeitszone wird, zu einem Sinnlichkeitsbereich als Bild. Hier kündigen sich bereits die Bilder mit dem umgekehrten Sujet an.

Vom Formtypus her sind die Gestalten Verklumpungen, Verwachsungen, Wucherungen. Tropismen des Elementaren. Gleichermaßen Auswüchse eines Übervitalen und eines Verletzten (die Verletzungen als Resultat des Übervitalen), im Bild als nicht trennbare Einheit der Gestalt. Von der Gewordenheit her, als das, was sozusagen *vor* dem Bilde liegt, sind es Sprengformen, die über ihre angestammte Gestalt hinausgewachsen sind, oder: die nach der Sprengung selbständig weiter gewuchert sind. Hypertrophe Geburten der Abspaltung.

Es sind Torsos, es scheint Landschaftliches auf, und immer wieder Köpfe. Der Kopf, dieser runde, in sich geschlossene Körper, ist elementar, ist Ursprung im doppelten Sinne. Bei Baselitz' Zeichnungen dieser Zeit ist der Kopf vom Körper getrennt, der Kopf erscheint allein, er hat sich vom Körper losgesagt. Die Sinnlichkeit des Bildes und der isolierte Kopf kennzeichnen einen Bruch. Artauds Satz steigt auf: *"Skandal eines vom Leben getrennten Denkens"*,oder *"Ich leide, weil der Geist nicht im Leben ist, und weil das Leben nicht der Geist ist."* Es gibt Zeichnungen, die mit "A.A." betitelt sind, wer wird das wohl anders sein als Antonin Artaud. Auf einer dieser Zeichnungen erscheint eine hockende Gestalt mit steifem Glied und Brüsten, wie eine Illustration des Satzes: *"Ein wirklicher Mensch hat kein Geschlecht"* (Artaud).

Es ist sinnlos, diese Hermeneutik des Bruches hier weitertreiben zu wollen. Weil das, was beschreibbar ist, in Bereiche wegrutscht, wo die Banalität der Eindeutigkeit oder die Beliebigkeit des Spekulativen das Sprachfeld dominieren. Die Blätter von Baselitz sind zu offen, sind Empfindlichkeitszonen des mehrdeutigen und ambivalenten Zeichens. Ebenso wie Artaud wollte Baselitz die Metapher zerstören, um das Bild, den Text wieder Ausfluß jenes *"zarten, lebhaften Feuers"*, das das Leben ist und *"an das keine Form rührt"*, werden zu lassen. Ob das gelungen ist und ob das überhaupt gelingen kann, das lassen wir offen (doch: *"an das keine Form rührt")*. Aber: *"Wenn es überhaupt etwas Infernalisches, wirklich Verruchtes in dieser*

Zeit gibt, so ist es das künstlerische Haften an Formen, statt zu sein wie Verurteilte, die man verbrennt und die von ihrem Scheiterhaufen herab Zeichen machen" (Artaud).

In diese Zeichnungen und Bilder bis 1963 flossen ebenso die Erfahrungen des Tachismus wie jene des Expressionismus ein. Ohne diese Vorstufen wären die Arbeiten nicht möglich gewesen. Doch offenbart sich ein neuer Ton, der mit dem Tachismus ebenso wenig zu tun hat wie mit dem Expressionismus. Der konsequente Immoralismus und die schwebende Form, das Lavieren zwischen Inhalt und Motorik, zwischen Gestalt und Struktur, zwischen Sujet und reinem Bild ergibt eine Differenz. Kann man überhaupt von einem Lavieren reden? Ist es nicht so, daß es gerade die Kohärenz ist, also die im Bild selbst angelegte Einheit dessen, was analytisch als Lavieren exponiert wird, was die Differenz und den neuen Ton ausmachen? Martin G. Buttig schrieb 1963: *"Auch diese Malerei definiert sich am besten durch das, was sie nicht ist. Sie ist weder allegorisch noch veristisch, weder surreal noch magisch realistisch, weder expressionistisch noch vitalistisch, weder episch noch anekdotisch. Visionär hingegen ist sie ganz bestimmt und abstrakt, sofern damit die artifizierende Erfassung der Welt gemeint ist, gleichfalls. Abgesehen vom Ästhetischen, sind Inhalte ihre Stärke. Inhalte freilich, die zu exemplarischer Kunst gehören, sind immer ambivalent. Aber ein Kunstwerk ist das Bild eben nur um den Preis, daß es, wie bei Baselitz, im Schnittpunkt von komplexen Sinnbezügen steht, so daß alle Deutungen versagen."**

III

Ab 1963/64 geschah eine Beruhigung und Konzen-

* Martin G. Buttig im Katalog der Ausstellung in der Galerie Werner & Katz, Berlin 1963

trierung. Das zeigt sich auch darin, daß nun die Malerei wichtiger wurde, auf jeden Fall qualitativ, als die Zeichnung. Die Gestalt wird nun nicht mehr vom Chaos und von der Regression ins Vorbildliche bedroht. Sie ist eindeutig konturiertes und klar hinausgestelltes Zeichen als *"beinhaltende Gestalt"*, wie Dieter Koepplin schrieb.* Er weist damit darauf hin, daß die Gestalt Sammelbecken eines konzentrierten Inhaltes ist, der über die Gestalt (als Mensch oder was immer) hinausführt, sie intendiert und auch wieder rückbezüglich amplifiziert. Es ist also nicht einfach eine Charakterisierung oder Typisierung, sondern eine vielschichtige Besetzung oder Aufladung mit Zeichenhaftem.

Typisch für diese Phase ist das Bild "Weihnachten" (1964). Das damals oft verwendete Symbol des Kreuzes erscheint, Menschenköpfe wachsen daraus, hängen daran oder sind daran aufgespießt. Die Kreuze konnotieren Körper und Penis sowie Leiden. Aus dem Kreuzholz wachsen Formen wie Hoden oder, umgekehrt gesehen, Herzen. Diese Bedeutungsschwankung, die ja nichts anderes als eine Kontamination ist, hat nichts mit surrealistischer Methodik oder Programmatik zu tun: Dieser Sachverhalt scheint mir für Baselitz wichtig. In keiner Phase seines Werkes, und mögen die Bilder noch so phantastisch und irreal erscheinen, schimmert eine surrealistische Affinität durch. Die Zeichenerfindung bei "Weihnachten" hat ja auch nichts mit der surrealistischen Beliebigkeit des Zeichens (Ecriture automatique) zu tun. Die Kontamination Kreuz-Körper-Kopf-Penis und Herz-Hoden ist die bildliche Umsetzung einer reflektierten Erfahrung, die objektiviert und nachvollziehbar gemacht worden ist.

Von dieser Phase hält Baselitz heute nicht mehr viel: *"Die Bilder gehen nicht weit genug. Rund-*

---

* Dieter Koepplin im Katalog der Ausstellung im Kunstmuseum Basel, 1970.

formiger Sarkasmus ist paradox, mißverständlich zumindest. Die Bilder sind mir heute fremd, in der spekulativen Anlage bestimmter Farben und Gegenstände, die besser spitzförmig und schwarzweiß wären."

IV

"Ein neuer Typ
Menschentyp, den Georg Baselitz in Bildern, Zeichnungen und Radierungen der Jahre 1965/66 entwirft.
Bezeichnungen
Hirte, Partisan, Rebell, Roter, Grüner, Versperrter, der versperrte Maler, L.R. (Ludwig Richter) auf dem Weg zur Arbeit, Bonjour Monsieur Courbet, der moderne Maler.
Kennzeichen
Jugendliche männliche Figur, meistens stehend, aber auch sitzend oder kauernd, die als Zentralfigur das Bild beherrscht, von riesenhaftem Wuchs betont durch Verkleinerung des Kopfes und Vergrößerung der Hände, die stigmatisiert sind, eine Fahne oder eine Palette halten, ein brennendes Haus oder eine Karre auf der Handfläche tragen. Barfüßig. Die Schwere des massigen Körpers gerät durch eine vorwärtsgerichtete, aber verharrende Bewegung ins Schweben.
Gebärde
der Ergriffenheit, des gewaltlosen Überwältigtseins, des Sich-Ergebens, des Erleidens.
Blick
ekstatisch, seherisch in die Ferne, in die Zukunft gerichtet.
Kleidung
Kampfanzug, geöffnete Bluse mit aufgesetzten Taschen, kurze, weite Hose oder lange Bundhose mit Verbänden.

Fallen
Hände und Füße eingeklemmt in Bügelfallen, Hände gefangen in Vaginen der Erde.
Charakteristische Gegenstände
Pflug, Egge, Karre, Tornister mit Malwerkzeug, Palette, Fahne, zerfetzt, gesenkt, am Boden liegend.
Landschaft
Verbrannte Erde, kahle Bäume mit abgebrochenen Ästen, Baumstüpfe mit Jahrringen, in der Erde versinkende Kreuze, brennende Häuser, Ruinen.
Baum
Mann vorm Baum ('Vorwärts-Wind', 1965), mit ausgebreiteten Armen fixiert am Baum. Kruzifixus. Baum als Figur, gewachsen wie ein Mensch, im Boden wurzelnd und mit den Zweigen in den Himmel greifend, blutend aus Wunden, die das Schicksal geschlagen.
Tiere
Hunde, Schafe, Enten und Schweine begleiten den Hirten. Vogelschwärme vor der sinkenden Sonne.
Freundschaft
Das Freundespaar triumphiert über die zerstörte Welt ('Die großen Freunde', 1965). Der Bruch der Freundschaft. Der Freund liegt am Boden, mit einem Arm versucht er, den Weiterziehenden zurückzuhalten.
Exhibitionismus
Beweis für Zeugungsfähigkeit und Fruchtbarkeit ist das entblößte Genitale.
Geistige Herkunft
Hirt, Held, Titan, Gottessohn.
Bildnerische Herkunft
Darstellung von Heroen, Bannerträgern, Landsknechten, Soldaten, Ständen und Berufen.
Bildnerische Mittel
Dem Ernst und Wagnis der Thematik, der Vielschichtigkeit an Sinnbezügen entspricht eine Gestaltung, die über alle zeichnerischen und farblichen Mittel einer Alla-prima-Malerei verfügt. Der Pinsel strei-

*chelt, tupft, schneidet die Leinwand oder wühlt in ihr. Über die weite Skala von Kraftvoll bis Zart ist der Duktus der Handschrift erregt und unkonventionell. Für die Darstellung der Figur werden alle Grade zwischen flächiger Auflösung und Plastizität beherrscht. Die Figur, nur als Umriß gezeichnet, wird durchdrungen vom Grund ('Schwarzgrundig', 1966), oder sie wird vollplastisch herausgearbeitet vor schwarzem Fond ('Ein neuer Typ', 1966). In 'Ornamentale', 1966, erscheint sie flächig-ornamental in Farbstreifen gegliedert, oder sie steht in ockerfarbigen Bildern vor der Tiefe der Landschaft. Horizontale oder vertikale Farbbänder, wie in Kaskaden erstarrte Ströme, durchziehen oder konturieren die Figur."***

Diese Synopse ist Zeugnis, daß eine gewisse Standardisierung stattgefunden hat, besser noch: eine Systematisierung von vokabularischer Art. Waren die vorangegangenen Bilder durch einen sprunghaften Situationismus geprägt, der jedoch durch Konstanten formaler und semiotischer Natur zusammengehalten wird (der Situationismus war sozusagen vitaler und existentieller Natur, als Sprung von einem biographischen Raum zum anderen), so sind nun die Bilder durch Auslotung und Auffächerung *eines* Zeichenzusammenhanges gebunden. Die Bandbreite des Zeichens ist schmäler geworden und gleichzeitig differenzierter. Was hier geschieht, ist eine Disziplinierung auf malerischer und vor allem auf inhaltlicher Ebene. Diese Disziplizierung ist ein Teil des "neuen Typs" selbst, sie erscheint in ihm (damit erweitern wir die Interpretation Gerckens). Der "neue Typ" ist ein Künstler-Arbeiter, ein romantischer Handwerker, ein Werktätiger des Malens, des Leidens, der Ekstase und der verrückten Hoffnung in einer kaputten Welt. Künstler-Arbeiter, Handwerker, Werktäti-

* Günther Gercken im Katalog der Ausstellung in der Galerie Neuendorf, Hamburg, 1973.

ger meint *"Realismus der Existenz"*, des Existierens als Solidarität mit dem Solitären. Es geht im Sinne Paveses um das *"Handwerk des Lebens"* als Künstler in einem Bereich des grundsätzlichen *"Unvermögens"* im Sinne Artauds.*

Im Zusammenhang des Oeuvres markiert die Phase "Ein neuer Typ" den Schnittpunkt. Um es genauer zu sagen: von da an war Baselitz wirklich Maler. Der "malende Biograph", die Malerei als Unternehmen einer prononcierten Biographistik, die Genie-Attitüde, das Künstler-Leiden als "leidende Leinwand" waren nicht mehr wichtig. Von da an entwickelte sich eine Entpersönlichung und Distanzierung im Bilde selbst. Das zeigt sich bei den Bildern "Ein neuer Typ" durch eine veränderte malerische Auffassung. Das Malerische selbst in seinen vielfältigen Möglichkeiten, die kombiniert und verschränkt werden, bildet den Ausgangspunkt. Baselitz selbst schrieb einen Katalog dieser malerischen Möglichkeiten: *"Lebkuchenformen, spielerische Tendenzen, Bilderschrift / Üppiges Wuchern, Zuckerbäckerei,schwülstiges Pathos,Komisch-Groteskes,Ohrmuschelstil/Bildsalat,Hirsetopf-Effekt, ornamentales Füllwerk,Schriftelemente,Kombination heterogener Materialien/Verkrüppeltes,Verkümmertes,Fratzenhaftes,Verdoppelung an Köpfen,monströse Neubildungen, Kombinationen von Mensch und Tier oder Mensch und Landschaft usw. / Wiedergabe von Formdetails; ornamentale, flächenfüllende Iteration,'Zu-Tode-Hetzen' / Schematisierung, Umrahmung des Bildes, Fehlen von Schatten, "Hart-wie-Kruppstahl-Effekt" / Mißachtung des Raumes, Kompositionsverlust; linearer, flächiger, bruchstückhafter Unsinn, Zerweichung der Physiognomie / Formlose Kritzel und Schnörkel, Organformen, geometrisch-lineare Darstellung, Teppicheffekt."***

* Derrida schrieb einen sehr schönen Kommentar zu diesem *"impouvoir"* - in "Die soufflierte Rede", Tel Quel 20,Paris 1965
**Georg Baselitz,Manifest zur Ausstellung in der Galerie Springer, Berlin,1966

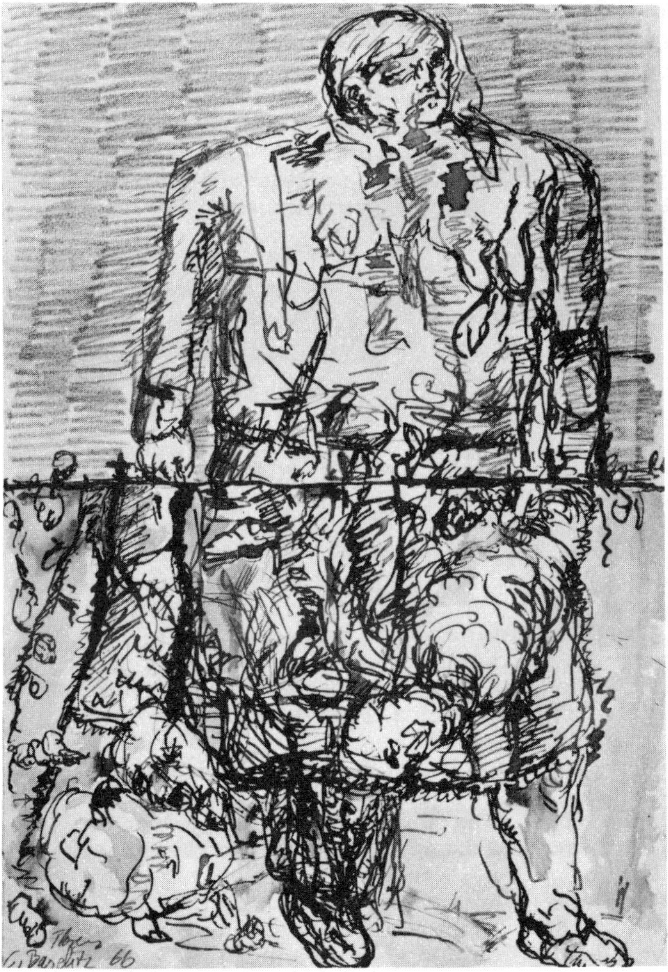

"Figur - zwei Streifen", 1966
48 x 32,5 cm, Tusche und Bleistift auf Papier

V

1966 malte Baselitz das Bild "Der neue Typ". Die Gestalt des Menschen ist auf der Bauchhöhe durch einen schwarzen Strich, der die ganze Bildfläche durchschneidet, getrennt. Die beiden Körperteile sind voneinander isoliert und zudem verschoben. Es ist das erste Frakturbild. Die Fraktur (der Schnitt, die Trennung und Verschiebung) hat hier eine stark inhaltliche Dimension. Man kann, auf der semantischen Ebene, an die frühen Kopfzeichnungen denken. Der Schnitt ist hier symbolisch belastet. Formal gesehen, ist er illustrativ. Der schwarze Strich schildert Schnitt, ohne daß er zur Form wird, die in den Bildzusammenhang integriert ist.

Die zweite Stufe der Fraktur ist eine veritable Unterteilung des Bildes selbst in Streifen und verschiedene Malzonen, die jede für sich ein selbständiges Bild ist. Doch inhaltlich sind Bezüge da, die die Malebenen verbinden. Es ist möglich, an das Spiel der Surrealisten zu denken, das sie "Cadavre exquis" nannten und dessen Methode darin bestand, daß einer eine Zeichnung begann, sie umfaltete, so daß nur noch der unterste Teil sichtbar war, wo daran fortsetzend der zweite sein Bild zeichnete usw. Dieses Spiel diente der amüsant-überraschenden Gestaltinvention. Sein Prinzip war die Zufälligkeit. Bei Baselitz geht es vorerst einmal um das Malerische, das Bild als Ereignis der Malerei. Die drei Streifen vereinigen gleichsam drei Bilder (drei Ereigniszonen) zu einem. Drei verschiedene malerische Ereignisse sind aufeinander abgestimmt. Die Streifen schaffen eine Tektonik des Bildes, die neuartig ist. Es ist nun unmöglich geworden, vordergründig von einem Schnitt (als gewaltsame Trennung einer Einheit) zu sprechen. Die Streifen sind Zonen verschiedener Zeiten, die zur Bildeinheit werden. Surrealistisches geschieht nicht. Es geht nicht um überraschende Gestaltinvention, deren Heuristik der Zufall ist. Baselitz' Unternehmen ist bewußt, das zeigt sich im Malerischen ebensosehr wie im Inhaltlichen, das nicht die Überraschung sucht, sondern auf einer Trennung und Kohärenz der Szene beruht, die sozusagen während drei verschiedenen Zeitpunkten, die kurz hintereinander liegen, fixiert ist.

Bei den anschließenden Tier-Bildern (Hunde und Kühe) wird dieses Prinzip der verschiedenen Zeitpunkte noch weitergetrieben. Hier dominieren nun die verschiedenen Ansichten eines Körpers oder Teile von ihm. Das Bild ist nun nicht mehr in Streifen unterteilt. Die verschiedenen Ansichten überlagern, durchdringen sich innerhalb der Einheit des Bildes. - Bei den Kuh-Bildern sind die Körper oft "tranchiert", in Einzelteile zerlegt.Hier kann nicht von überlagerten Ansichten die Rede sein. Ebensowenig ist es eine Regression ins Expressive. Es geht nicht um eine Schlachtung, und doch ist eine Zerstückelung geschehen. Das Semantische der Zerstückelung (in der konventionalisierten Leseart) steht hier paradox zur Bildszene (die Kuh steht friedlich auf der Wiese). Es zeigt sich ein Bruch zwischen Sujet, Inhalt und Bild. Die Konsequenz dieses Bruches sind die Bilder mit dem umgekehrten Sujet.

VI

"Die Malerei kann weder Ideen noch Empfindungen ausdrücken. Die Ideen und Empfindungen gehören dem Bereich des Unsichtbaren an.Dieser Bereich ist dem des Sichtbaren in keiner Weise überlegen, und es wäre albern, wenn man versuchte, das Unsichtbare in sichtbaren Bildern malerisch wiedergeben zu wollen. Das Bild eines Kreises entspricht einem 'Gedanken rund', aber es stellt nicht die

Idee oder die Empfindung eines Kreises dar; diese zu definieren, bleibt Aufgabe der Philosophie" (René Magritte).

Annährend zehn Jahre versuchte Baselitz Ideen und Empfindungen auszudrücken. Er machte Mitteilungen, die lesbar sind. Er erzählte aus seinem Leben, schilderte seine Erfahrungen. Es war eine biographische Malerei, ausdrucksstark, symbolträchtig, leidend bis zum Schrei. Wie Artaud wollte er die Metapher zerstören. Das Werk sollte genau jene Wirklichkeit ausdrücken, die er erlebt. Das Werk sollte jene Einheit des Erlebens aufweisen, die vor dem Denken liegt. Baselitz zeigte, daß er Sehnsüchte hat, Wünsche und Ängste. Seine Sinnlichkeit protokollierte sozusagen ihre Erlebnisse. Baselitz' Welt, das zeigt sich, ist ebenso empfindlich wie stark, ebenso fragil wie rigoros, ebenso sinnlich wie geistig. Es ist eine ungeheuer intensive Welt. Baselitz hat *"diesen Blick, der die Seele entkleidet, den Körper von der Seele befreit und den Körper des Menschen vor den Ausflüchten des Geistes bloßlegt"* (Artaud).

Doch das Wesentliche jeder Objektivation ist, daß sie sich vom Sein trennt. Zwischen dem Bild und der gerichteten Mitteilung steht die Differenz, zwischen dem Unsichtbaren des Denkens und der Empfindung und dem Sichtbaren des Zeichens steht das Medium (und sein Kontext). Mitteilbar, *"analysierbar und mit der Sache angemessenen Methoden feststellbar ist ... niemals die Gestalt selbst, sondern immer nur die Grenzen ihres Erscheinens oder Verschwindens"* (oder die Form-Enden, wie Klee sagte), *"also die Bedingungen ihres formalen, nicht inhaltlichen Prinzips"*.*

Die Bedeutung, die spekulativ angestrebt und in-

* Viktor von Weizsäcker, "Der Gestaltkreis", Stuttgart, 1947

tendiert ist, die mitgeteilt werden soll, kommuniziert; die Bedeutung, die im Zeichen eingeschlossen ist, in ihm ruht; die wirkliche Bedeutung der Differenz, der subjektiven Transparenz bleibt unzugänglich, eben: eingeschlossen und in sich ruhend. Die Bedeutung, die über das Zeichen hinaus zum Rezipienten transportiert wird, ist vage und erschöpft sich im Allgemeinen der Metapher, des Symbols. Die Bedeutung, die ankommt, bleibt im Angebot der sprachlichen Konventionen (Denkkonventionen) stecken, verhärtet sich in den schon vorher bestehenden Modellen.

VII

Es ist notwendig, die Entwicklung seit 1960 zusammenzufassen, um die innere Folgerichtigkeit skelettiert darzustellen, welche 1969 zur Umkehrung des Sujets führte. Damit wird auch klar, daß die Umkehrung des Sujets nicht einfach eine Idee (ein Einfall) war, sondern einer Notwendigkeit entsprach. Natürlich, der erste Impuls mag auf einem Einfall beruhen. Aber davon losgetrennt (vom Maler losgetrennt) gibt es eine Logik des Werkes, die diesen Einfall vorbereitete und die Umkehrung des Sujets erforderlich machte.

Der Beginn ist durch eine labile Figuration gekennzeichnet, die ins Vorbildliche zurückzufallen droht. Das Motorische dominiert. Zwischen dem Kopf und der Hand gibt es kaum Verbindungen (gibt es kaum Distanzierung). Langsam verdichtet sich die Figuration zum Zeichen. Das Malerische ist ausschließlich Darstellungsmittel (Funktion des Inhalts). Das Zeichen ist das Bild. Bei "Ein neuer Typ" geschieht eine Disziplinierung und Konzentration auf das Vokabularische des Zeichens, sowie erstmals eine bewußte Auseinandersetzung mit den Möglichkeiten des Malerischen. Bei den Frakturbildern tritt dann das Malerische in den Vordergrund und das Zeichen in den Hintergrund. Ein Zweifel am Bild als Medium eines gerichteten Bedeutungstransports wird spürbar. Das Sujet hat nur noch periphere Bedeutung; das spitzt sich bei den Kuh-Bildern zu, bei denen der Bruch (die Nicht-Bezogenheit) zwischen Sujet, Inhalt und Bild signalisiert, daß das Bild selbst, seine malerische Selbständigkeit als Sinnlichkeitszone (jenseits des Sujets), dominant geworden ist, ohne daß auf das Sujet verzichtet wird. Mit der Umkehrung des Sujets realisiert sich das Bild selbst, was heißt: Bedeutung ist nicht mehr auf das Sujet bezogen (auch nicht auf die Umkehrung), sondern auf das autonom gewordene Bild. Baselitz sah: unter dem Inhalt liegt das Bild.

In einem Gespräch mit Evelyn Weiss schildert Baselitz die Entwicklung zur Umkehrung des Sujets: *"Zunächst habe ich 1968 die Bilder gemalt mit den Hunden und den Kühen, die sozusagen auf der Leinwand herumflogen, die von oben kamen und von unten, und rauf und runter gingen. Dann habe ich im Frühjahr 1969 den 'Mann am Baum' abwärts gemalt, auf dem Kopf stehend, wobei der Baum noch in der gewohnten Sehweise gemalt ist und nur die Figur auf dem Kopf steht. Da gab es sehr viele Deutungen, die mißverständlich waren. Es gab ja auch Zeichnungen aus dieser Zeit, wo das tatsächlich der Fall ist. - Das war also alles nicht so ganz klar gesehen, es ging parallel innerhalb der Arbeit. Es ist mir dann klargeworden, was da passierte. Bis ich dann bei dem Bild 'Der Wald' ganz spontan und von da an systematisch angefangen habe, die Bilder verkehrt herum zu malen."**
Im Gespräch mit Johannes Gachnang ergänzte Baselitz: *"Die ersten Bilder mit dem umgekehrten Su-*

---

* Evelyn Weiss, "Gespräch mit Georg Baselitz im Schloß Derneburg am 22. Juni 1975" im Katalog der XII. Bienal de Sao Paulo, 1975.

jet machte ich, um mich einfach von diesen programmatischen Dingen, die ich bisher gemacht habe, zu lösen und um mich ausschließlich mit dem zu beschäftigen, was ich unter Malerei verstehe."

"Der Gegenstand, die Motive sind umgekehrt – nicht das Bild. Die Möglichkeit der Motive, das, was erkennbar auf dem Bilde ist, brauche ich nicht.

Die Verwendung der Motive ist so zu bewerten, wie ein Musiker, der einen Kanarienvogel bei sich hat, weil er es liebt, ihm zuzuhören.

Die Umkehrung bedeutet für mich, daß es keine Probleme mehr gibt in Richtung Motive oder dargestellte Gegenstände, nichts schlägt Wurzeln, das Gegenständliche wird neutralisiert, umgekehrt auch das Transzendente. Es gibt wirklich nur noch reine Malerei."

"Für mich ist Malerei Stofflichkeit, Materie, Sinnlichkeit."

Angesprochen auf eine mögliche Verwandtschaft zu Robert Rymans Werken, antwortete Baselitz:
"Ich finde, eine Parallele zu Ryman besteht insofern, daß bei ihm eine Auseinandersetzung ganz sinnlicher Art stattfindet, die auch intellektuell sehr bewußt betrieben wird; eine Auseinandersetzung mit der Materie, mit der Klebrigkeit, der Dichte, der Dicke, der Konsistenz der Farben, der Leinwand. Das sind Sachen, die einen wirklichen sinnlichen Reiz haben, und genau dieser sinnliche Reiz ist das, was für die Malerei von ungeheuerlicher Bedeutung ist. Dort beginnt eigentlich erst die Präzision.

Der Vorgang der Malerei, der Strich oder Klecks geschieht nur in Richtung Sinnlichkeit, von Dichte, meinetwegen von Sympathie. Man setzt bei-

spielsweise bewußt Kleckse ein in Richtung sympathisch und daneben setzt man einen anderen in Richtung antipathisch..."

Auf die Frage, warum er dann nicht auf das Sujet überhaupt verzichten könnte, antwortet Baselitz: *"Es ist möglich, auf die Motive zu verzichten,aber für mich ist es vollkommen uninteressant, weil ich nach wie vor nicht einsehe, warum man schon der Identifikation wegen nicht darauf verzichten soll."*

Im Gespräch mit Evelyn Weiss: *"Zum anderen ist es unwichtig oder falsch, ein Bild am Gegenstand zu fixieren. Es sind einige Motive sehr wichtig,in denen sich eine bestimmte Liebe ausdrückt, die aber doch sehr persönlich ist. Ich finde es unwesentlich, Bilder machen zu wollen, für die diese Motive problematisch sind."*

Im Gespräch mit Johannes Gachnang: *"Es trifft für einige Künstler zu, daß für sie die Malerei erst dann frei ist, wenn mit einem unbewußten Automatismus gearbeitet wird; wenn also die Freiheit so weit getrieben wird, daß die Dinge, die man da tut, eigentlich nicht direkt kontrollierbar sind.Damit habe ich mich nie identifizieren können. Ich möchte einfach zufällige Deutungen vermeiden,deshalb verwende ich Zeichnungen und Photographien als Vorlagen, aber die beziehen sich nur auf Äusserlichkeiten. Das Bild wird davon nicht betroffen."*

Im Gespräch mit Evelyn Weiss: *"Die Photos sind wichtig wegen der Kontrollierbarkeit, die ich in meinen Bildern anstrebe. Ich möchte, wie ich schon vorher sagte, vermeiden, daß irgendwelche Interpretationen und Deutungen auftauchen,und aus diesem Grunde mache ich entweder präzise Zeichnungen des Landschaftsmotives, oder noch besser, ich mache Photos davon. Es handelt sich* *also nicht um gestellte Landschaften, sondern um Details, die ich photographiere. Das braucht man. Es führt leicht zu Schludrigkeiten, wenn man diese Details verschleiert. Deshalb sind Photos wichtig für mich."*

"Wesentlich ist es, ein neues Bild zu machen, dabei ist eine Präzision und Deutlichkeit nötig, die keine Deutungen und Assoziationen zuläßt. Irgendwann einmal war es die Deformation der Dinge, nie war es eine Anekdote oder eine szenische Darstellung. Die Bilder mit den Deformationen des Gegenstandes haben bis zum abstrakten Bild geführt. Dadurch ist es möglich geworden, ein Antibild zu machen, ein Bild ohne Stil, wie meine Freunde und ich es demonstrieren. Eine andere Möglichkeit ist es, geometrische Konstruktionen zu erfinden, zunächst einmal alles auszuschließen, was nicht auf dem Bilde sichtbar ist. Für mich bestand das Problem darin, keine anekdotischen, deskriptiven Bilder zu schaffen. Andererseits war mir die nebulose Willkür der Theorie der gegenstandslosen Malerei immer verhaßt. Die Umkehrung des Motivs im Bilde gab mir die Freiheit, mich mit malerischen Problemen auseinanderzusetzen."

VIII

"Man muß sich daran erinnern, daß ein Bild, ehe es ein Schlachtroß, eine nackte Frau oder irgendeine Anekdote ist, vor allem und in erster Linie eine glatte Oberfläche ist, die mit Farben bedeckt ist, welche in einer gewissen Ordnung aneinandergefügt sind" (Maurice Denis).

Baselitz malt die Bilder so, wie sie ausgestellt werden, mit dem Sujet auf dem Kopf. (Die häufigsten Sujets sind: Landschaften, Bäume, Interieurs, Tiere, seine Frau, Freunde und Bekannte.) Er malt am Bild und nicht am Sujet. Das umgekehrte Sujet ist nicht Inhalt, weder als Umkehrung noch als Umgekehrtes, aber das umgekehrte Sujet ist auch nicht die Negation des Inhaltes. (Negation wäre Opposition, durch die Hintertüre einer "negativen Dialektik" würde das Sujet als seine Verneinung wieder aufgewertet.) Das umgekehrte Sujet ist die Geste seiner Nonsignifikanz. Zugleich ist es, in der Funktion zum Bild, die Instanz der Kontrollierbarkeit. Man kann es auch so sagen: aus dem nonsignifikanten umgekehrten Sujet und dem signifikanten Inhalt des zum Bild gewordenen umgekehrten Sujets ergibt sich die das selbständige Bild als vom Sujet und vom Inhalt losgetrennte, aber auf sie angewiesene Sinnlichkeitszone der farbigen Flekken und Striche.

Baselitz konzentriert sich im Moment des Schaffens (häufig arbeitet er direkt mit den Fingern) ganz auf die malerische Organisation. Er sucht das Gleichgewicht, er sucht die Räumlichkeit, die Spannungen zwischen hell und dunkel, dumpf und transparent, kalt und warm, klebrig und spröde; er malt Flächen zu, nimmt ihnen den Atem, andere läßt er offen und frei; er macht klare Linien und setzt sie neben Gekräuseltes; er läßt Farbe als Stoff erscheinen, als verklumpte Materie und setzt daneben entstofflichte Farbhauche; Gerinnung und Auflösung, Verfestigung und Verflüchtigung; er schaut, was zwischen den Konturen geschieht; auch der Rand des Bildes, der Bildabschluß ist ein malerisches Problem: an welcher Stelle verdichten, wo den Rand flüssig und fließend machen, damit die weiße Außenfläche Teil des Bildes wird?

Das Malerische ist selbständige Form, die vom Sujet ausgeht, um es zu überlagern. Das zeigt sich darin, daß Baselitz nicht die Stofflichkeit der dargestellten Dinge übersetzt. Die Stofflichkeit ist jene der Farben im Zusammenhang des Bildes. Steinwände (die hart sind) können also "weich" gemalt sein oder "klebrig", der Himmel (der durchsichtig ist) kann "hart" gemalt sein oder "spröde" oder wie immer, auf jeden Fall ist die Malweise nicht vom Dargestellten abhängig. Das Malerische hat seine eigenen Gesetze. Die Form ist jene des Bildes und nicht jene des Gegenstandes. Das zeigt sich etwa dort, wo neben einem Kopf (als umgekehrtes Sujet) plötzlich eine kleinere Farbexplosion stattfindet, die zur Realität des Abgebildeten keine Beziehung hat. Doch innerhalb der Realität des Bildes ist die Explosion notwendig, da sie ein Gegengewicht ist zu einer anderen Explosion auf dem Bilde oder da sie sich als Vitalisierungsmoment einer toten Fläche direkt aufdrängt.

IX

"Meine Position innerhalb der modernen Kunst ist für mich selber ziemlich uninteressant. Man kann nur einfach merken, daß das, was wir machen - was Anselm Kiefer macht, was Markus Lüpertz macht, was Penck macht und was ich mache - erstmals gegenwärtig ist innerhalb der modernen Kunst, daß es ein großes Verlangen danach gibt, daß das Verlangen wächst, daß die Bilder, die wir machen, gebraucht werden" (Georg Baselitz).

"Wesentlich ist es, ein neues Bild zu machen...ein Bild ohne Stil", sagt Baselitz. Was meint er mit Stil? Dieser Begriff hat viele Bedeutungen. In der Kunstwissenschaft, genauer: in der Kunstgeschichte, ist die Stilkritik eine Verfahrensweise, Bilder (Kunstwerke), die gewisse gemeinsame Kennzeichen aufweisen, unter einem Begriff zusammenzufassen. Diese Arbeit ist an sich wertfrei. Es geht um ein Ordnungsprinzip, das dazu dient, überindividuelle Konstanten im Geschichtsprozeß zu erkennen (dabei sind die Kategorisierungsvorausset-

zungen der Kunstgeschichte je nach dem Stoff und der Intention verschieden; sie unterscheidet zwischen Personalstil, Nationalstil, Epochenstil usw.). Was der kunstgeschichtliche Stilbegriff voraussetzt, ist eine gewisse Geschlossenheit, Übereinstimmung und, deswegen, eine Übertragbarkeit. Das heißt: Stil ist gleichzeitig, etwas Persönliches und Überpersönliches. Und hier nun beginnt das, was der Künstler unter Stil versteht. Es ist für ihn eine formale Methode, die, auf einem persönlichen Grund gewachsen, überpersönlich wird, weil eine Geschlossenheit und Einheit da ist, die strukturell in jedem Werk erscheint. Das erste Werk ist prinzipiell nicht anders als das tausendste. Das Stilmoment dominiert das Werk. Wenn also am Anfang ein bestimmtes Sehen da war, das zum Werk wurde, ergibt später das Werk das Werk selbst, das aber immer noch als bestimmtes Sehen gesehen wird. Das Persönliche ist zu einer fixen Verfahrensweise geworden, die distanzlose Anwendung findet. Das Werk ist die Einlösung des Stils in seiner endlosen (rein additiven) Wiederholung.

Das Oeuvre von Baselitz ist durch Brüche gekennzeichnet. Immer wenn die Addition (der Stil) drohte, wechselte er zu einem anderen Inhalt, zu einer anderen Verfahrensweise, zu einer anderen Form. Diese Brüche erscheinen auch im letzten Teil des Oeuvres, bei den Bildern mit dem umgekehrten Sujet. Klar artikulierte, fast geometrische Organisation wechselt mit aufgelöster, wild-malerischer; nach Phasen monochromer Bilder (die blauen Interieurs) malt er bunte Bilder mit einer starken Verdichtung der Farben. Immer geht es um die Zerstörung eines bestimmten Sehens, um so zu einem Grad an Entpersönlichung zu gelangen, an dem das Bild nicht einmal mehr über-persönlich ist, sondern tatsächlich fern von jedem Bezug: ein Bild als Bild. Und das heißt: ein selbsttragender, kontextloser Organismus eines sinnlichen Geschehens.

Abschließend sei der Versuch gewagt, Baselitz' Stellung in der modernen Kunst zu umreißen. Zusammenfassend und vereinfachend kann gesagt werden, daß alle Kunstströmungen seit dem Impressionismus mit Ausnahme des Informalismus und des Konstruktivismus auf einen Kontext angewiesen sind. Das Bild ist abhängig von etwas, das in ihm selbst nicht enthalten ist. Von der Kontingenz des Bildes her ist es unmöglich, von einer Autonomie zu sprechen. Immer besteht eine Doktrin, Ideologie, Wahrnehmungsweise, Sehweise, Weltanschauung, die philosophisch, erkenntnistheoretisch, psychologisch-psychoanalytisch, gesellschaftlich oder sprachtheoretisch begründet ist, das heißt: immer ist ein Kontext vorhanden, eine vom Bild getrennte Theorie, die seine Wirklichkeit als konkretes spezifisches Bild determiniert.

Beim Impressionismus war es die Frage: wie nimmt die Netzhaut Wirklichkeit wahr? Cézannes Problem war die Darstellung der Wirklichkeit als Übergang von der Netzhautwahrnehmung zur Wirklichkeit des Bildes. Es ging bei ihm (und den Fauves) immer noch um Darstellung, wenn nun auch das Bild selbst bestimmt, wie die Darstellung zu geschehen hat. Die Abhängigkeit von etwas Bildfremden geschah beim Kubismus, Expressionismus, Surrealismus, der abstrakten Kunst, Pop Art und konzeptuellen Kunst graduell anders, nämlich als Differenz von Bild und Denken (Theorie, Ideologie usw.). Das Denken selbst liegt nicht im Bild (kann nicht im Bilde liegen), aber ohne dieses Denken ist das Bild sinnlos. Das vom Bild getrennte Denken erschafft also erst das Bild.

Beim Informalismus und Konstruktivismus liegt der Sachverhalt anders. Das sind Bilder der reinen Kontingenz. In sich ruhend, ohne abhängigen Kontext (daran ändert auch die Theoriefreudigkeit der Konstruktivisten nichts). Doch ist der Informalismus als Automatismus ein Unternehmen der Willkür; es besteht keine Möglichkeit der Kontrolle und deshalb fällt er der Beliebigkeit des Vorsprachlichen (das heißt: Sinnlosen) anheim. Zudem ist er das Inbild der Austauschbarkeit, will heißen: Wiederholung, Addition sind unumgänglich, und damit wird das scheinbar Stillose zum Inbegriff einer Stil-Kunst überhaupt. - Der Konstruktivismus zerstört eine der wesentlichen Voraussetzungen des Bildes, seine Stofflichkeit nämlich und damit seine Sinnlichkeit. Wohl ist das konstruktivistische Bild ein selbsttragendes Ereignis, aber nur immanent von der Organisation her und visuell vom Betrachter her, aber vom Bild selbst ausgehend, von seinen eigenen Voraussetzungen, als eminent sinnliches Ereignis, ist es dies nicht.

Bei Baselitz' Bildern geschieht nichts mehr oder weniger,als auf den Bildern sichtbar wird. Sie sind mit sich selbst auf eine absolute Weise identisch. Die Bilder sind vom Kontext eines spezifischen Denkens, das das Bild erst als Bild einsetzt, und vom Kontext der Darstellung frei. Auch hat das Werk nichts mit Automatismus zu tun, sondern es ist kontrolliert durch das Strukturnetz der Elemente des umgekehrten Sujets. Das Bild ist also wirklich autonomer, kontrollierter, sinnlicher Gegenstand, der mit nichts anderem zu tun hat als mit sich selbst. Dadurch unterscheidet es sich von allen anderen Bildern, die vorher entstanden sind.

1975

MARKUS LÜPERTZ

"Ich bin nicht sicher, wohin sein Werk gehört. Vielleicht an die Wand eines Parlaments oder einer Irrenanstalt." George Tabori

I

Markus Lüpertz' Malerei ist eine Malerei der Abweichung, die im ästhetischen, ikonographischen, kunsthistorischen, rezeptiv-phänomenologischen Zusammenhang auf das einzugehen scheint, was vorhanden und bekannt ist, um aber genau so weit von diesem Vorhandenen und Bekannten abzuweichen, daß eine knappe Distanzierung geschieht, die das Vorhandene und Bekannte weder bestätigt noch verneint.

Das Bild liegt genau in der Mitte des schmalen Niemandslandes zwischen der Grenze der Erwartungsvorstellung und der Grenze, wo der Bereich der Willkür und Beliebigkeit beginnt. In diesem Grenzland gehört das Bild sich selbst, ohne auf das zu verzichten, was links und rechts davon liegt. Mit anderen Worten: Die Bilder Lüpertz' beziehen sich auf ein (ästhetisches, ikonographisches, kunsthistorisches, rezeptiv-phänomenologisches) Schema, unterscheiden sich aber als Bilder vom Schema so weit, daß jede Verbindung eine gewalttätige Operation sein muß, was heißt: eine Operation, deren Ergebnis immer nur falsch sein kann.

II

In der Analyse der Phasen der Malerei von Lüpertz markiert 1963 den Beginn seiner *"dithyrambischen Malerei"* (was vorher geschah, sind Abtastungen,

Versuche, Experimente*). Die Dithyrambe war "in der Antike ein begeisterter, stürmischer Lobgesang auf Dithyrambus (Beiname des Gottes Dionysos, lat. Bacchus), dann auch auf andere Gottheiten und Helden, schließlich allgemein: ein Gedicht in rauschhafter Ekstase" ("Poetik in Stichworten", 1965, Kiel). Seit 1963 verwendet Lüpertz diesen Begriff, oft als Zusatz zu den Bildtiteln. Er gibt damit seiner Malerei auf der Sprachebene eine bestimmte Richtung. Die Intention wird durch seinen Satz offensichtlich: *"Die Anmut des 20. Jahrhunderts wird durch die von mir erfundene Dithyrambe sichtbar gemacht."* Doch berührt weder dieser Satz noch der Begriff *"Dithyrambe"* seine Malerei. Man kann das Ganze als Teil einer Behauptungs- und Verrätselungsstrategie betrachten, quasi als sprachliches Element der Malerei, das der Künstler den Bildern beigibt wie die Signatur *"Markus"*.**
Gleichzeitig aber erhält das Wort da eine präzise Bedeutung, wo es zur Bezeichnung einer bestimmten Formgestalt verwendet wird.

Mit der Dithyrambe als Formgestalt setzt die erste Phase nach dem Frühwerk ein (ab 1963/64). Es ist grundsätzlich eine dreiteilige symmetrische oder symmetrisierende Form, bestehend aus einem statisch-festen Mittelstück und zwei flankierenden runden Formen, die aus dem Mittelstück herauswachsen oder in es hineinwachsen. Es ist wohl kein Zufall, daß Lüpertz' Dithyrambenformen an Kapitelle erinnern, vor allem an Knospenkapitelle, ent-

* Das Frühwerk zwischen 1957 und 1961 ist stark durch religiöse Themen geprägt. Ende der fünfziger Jahre lebte Lüpertz einige Zeit in einem Kloster.

**In die gleiche Richtung gehen Lüpertz' Aphorismen: *"Man muß zum Gegenstand ein Verhältnis haben, wie der Karikaturist zum Menschen." "Kunst ist wie Schlaf. Es hilft dir keiner bei deinen Alpträumen." "Von der Sonne kann man Stetigkeit lernen." "Das wichtigste in meiner Malerei ist der Schatten rechts."* Das sind Aussagen, die so allgemein sind, daß ihr Informationswert gering ist. Gleichzeitig entspricht dies der Attitüde, deren Pole Ironie und Ernst sind, ohne daß genau ersichtlich wird, wo der Ernst beginnt und wo die Ironie.

steht doch durch die griechische Herkunft des Wortes *"Dithyrambe"* und der Formgestalt eine Assoziationsmöglichkeit. Was aber wichtiger ist als diese Mutmaßung, zeigt sich darin, daß Lüpertz' Dithyrambenformen nur eine relative Konstanz aufweisen. Sie verändern sich mit jedem Bild. Beim "Feigling - *dithyrambisch*" (1964) hat die Form etwas Kopfähnliches, die Darstellungsweise ist malerisch locker, währenddem bei der strahlend roten *"Dithyrambe"* (1964) die Formgestalt ohne anthropomorphen Anklang ist und zudem wie ein illusionistisch-präzises Abbild eines bestehenden Gegenstandes gemalt wurde; eine dritte Darstellungsweise ist linear-konstruktiv (Gitter-Dithyramben). Drei Darstellungs- und Malweisen verweisen darauf, daß es nicht um Stil-Probleme und die damit verbundene Addition geht.Das zeigt sich bei den "Zelten", die kurz darauf entstanden. Die aus verschiedenen starken Farben bestehenden "Zelte" sind flächig gemalt; dort, wo der Himmel sein müßte, erscheint die unbemalte Leinwand, so daß sich die Zeltdarstellung als reine Malerei entpuppt. Das einzige Problem bei diesen drei verschiedenen Dithyrambenformen und bei den Zelt-Bildern ist die Malerei, das Bild als in sich geschlossener, starker Organismus,der eine absichtslose selbständige Existenz hat.

Wenn bei den Dithyramben, den Zelten und anderen Werken dieser ersten Phase eine einzelne in sich geschlossene Gestalt in den Bildraum gesetzt wurde, so zeigt sich bei den durchschnittenen "Baumstämmen" (1966) ein anderes Formprinzip, bei dem eine Dingeinheit in mehr oder weniger gleich große Teile zerlegt worden ist. Ein drittes Formprinzip ist die Reihung des gleichen Elementes in geordneter Formation. Das sind bis zu zehn Meter breite Friese, die sich aus mehreren Bildträgern zusammensetzen. Die parallele Reihung des immer gleichen Objektes (Schiene, Holzstücke,

Steinquader) in zentralperspektivischer Ausrichtung erzeugt einen starken Raumsog; das Bild zieht den Betrachter gewalttätig in sich hinein. Die Bilder sind ganz auf Wirkung aufgebaut, auf unmittelbare körperliche Wirkung, der man sich kaum entziehen kann.

Diese erste Phase (1963/64 bis 1969) wird hier deshalb die formale Phase genannt, weil die Frage im Zentrum steht: welche Formmittel erzeugen die stärkste Wirkung? Dem Bildthema kommt nur insofern Bedeutung zu, als es sich auf die Formmittel und damit auf die Wirkung bezieht. Ein durchgeschnittener Baumstamm erzeugt eine stärkere Wirkung als eine durchgeschnittene Uhr, weil die Uhr sofort etwas Literarisches konnotieren würde, was von der Formintensität ablenkt. Die Reihung ist der Schiene adäquater als der Sonne. Die Form kann sich um so mehr entwickeln, desto neutraler das Thema ist. Zugleich aber wirkt die Form auf das Thema, den Gegenstand zurück. Ein kreuzförmig durchgeschnittener Baumstrunk kann ja nicht einfach als die Anwendung eines formalen Prinzips gesehen werden. Das Durchschneiden bringt einen Mehrwert, der aber nicht literarisch auswertbar ist. Der kreuzförmig durchgeschnittene Baumstrunk ist zum Bild geworden, das durch seine Formkraft bei sich selbst angekommen ist. Die Summe der möglichen Konnotationen (das weiche Holz, die Teilung dieser Ganzheit, das Kreuz usw.) schwingt mit, ohne zu erklären.

Die zweite Phase setzt um 1970 ein; sie wird hier die Phase der Motivmalerei genannt, weil bestimmte Motive verwendet werden, um den Zwiespalt zwischen Inhalt und Form, der aus einer bestimmten Warte eine Einheit ist, präzis zu reflektieren.* Im

* Bei Lüpertz ist immer alles Form und zugleich Inhalt, das kommt auf die Perspektive an; derjenige, der nur Form sehen will, hat vordergründig ebenso recht wie derjenige, der alles als Inhalt lesen will. Die Bilder sind auf dieses Scheinproblem hin kalkuliert, um so ihre Autonomie bewahren zu können.

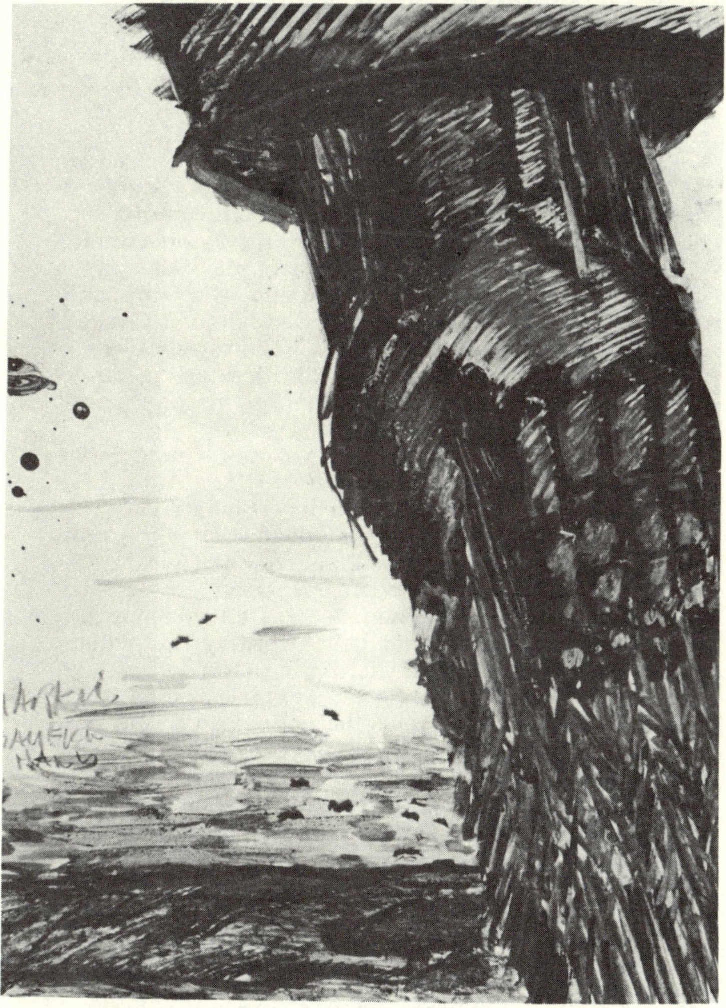

"Bauernhand", 1971
65 x 50 cm, Mischtechnik auf Papier

Gegensatz zur ersten Phase, und das rechtfertigt die Periodisierung, sind die Themen oder Motive nun nicht mehr neutral, wenn sie aus dem zeitgeschichtlichen Kontext gesehen werden. Die "deutschen Motive", die Lüpertz ab 1972 verwendet, sind affektiv stark besetzt: der Stahlhelm* und die Offiziersmütze der deutschen Wehrmacht; andere Motive: Ähre, Geweih, Bauer; weitere: Schnecke, Fisch, Kreuz, Palette, Kinder und Landschaft, Hand, Blitz. Schon in diesem bewußt so geordneten Motivkatalog erscheint eine Unvereinbarkeit: was haben die Palette und der Stahlhelm, die Schnecke und die Offiziersmütze miteinander zu tun? Entweder arbeitet hier einer an einer Privatsymbolik, oder den Motiven kommt nicht die Bedeutung zu, die unmittelbar mit ihnen verbunden wird.

Bei den Werken der ersten Phase, das wurde erläutert, erhält das Motiv nur insofern Bedeutung, als es sich auf die Formmittel mit der stärksten Wirkung bezieht. Die Wirkung ist dort körperlich und physiologisch. Jetzt bei der Phase der Motivmalerei verwendet Lüpertz schon besetzte Motive. Der Intensität des Körperlichen der ersten Phase entspricht nun die Intensität des Affektiven. Vordergründig sind die Motive wichtiger geworden als die Malerei. In einem anderen Text** spreche ich von Tarnmalerei, und zwar im doppelten Sinne des Wortes: einmal vom Handwerklichen her von kalter teilnahmsloser, neutraler, großformatiger Malerei, das andere Mal aus der Beziehung der Erscheinung des Malstoffes und dem Motiv. Die Motive erscheinen als "farbige Flecken" in einem Bildraum isoliert, der aus farbigen Flecken besteht. In der Beziehung der Motive als "farbige Flecken" und dem Bildraum aus farbigen Flecken liegt die Essenz. Die

* Dieser Stahlhelm wird heute noch von der bundesdeutschen Feuerwehr verwendet.

**"Malerei als Wirklichkeit - Baselitz, Kiefer, Lüpertz, Penck", in diesem Band Seite 32 ff.

Entitäten sind zweimal dieselben - farbige Flecken, doch die Apostrophierung im Zusammenhang des Motives verweist auf eine Unschärferelation, die auch im Wort "Tarnmalerei" liegt. Die Flecken verdichten sich zum Abbild, das neben Flecken liegt, die einfach Malerei sind. Das Motiv tarnt die Flekken (bei der militärischen Tarnmalerei tarnen die Flecken das Objekt), im Zentrum steht also die Malerei und nichts anderes (bei der militärischen Tarnmalerei steht das Objekt, das "Motiv" im Zentrum). Das Motiv darf also nicht beliebig sein,es muß affektiv starke Reizungen auslösen, um den Unterschied so mächtig zu betonen, daß vorerst der Holzweg begangen wird, wo die Motive als bare Münze genommen werden. Erst die Erkenntnis des Holzweges macht die Malerei sichtbar, das heißt: die Wirklichkeit des Bildes, die losgelöst ist von den Affekten, die mit den unschuldigen Gegenständen verbunden werden. In dieser Dialektik wird der Denkweg demonstriert, der ermöglicht, das Bild losgelöst von der Wirklichkeit der außerbildlichen Welt als Welt für sich selbst zu erfahren. Das Bild macht die Ablösung und Loslösung nachvollziehbar. Erst dadurch kommt es ganz zu sich, indem es den Weg zeigt, der es in diesen Bereich führt, wo seine Autonomie liegt.

Lüpertz verwendet eine ganze Menge von malerischen und formalen Methoden, um den Zwiespalt zwischen Malerei und Motiv zugleich zu betonen und aufzulösen. Wenn er das Motiv, beispielsweise den Stahlhelm, im Bildraum schweben läßt, als wäre es ein Ballon, so erzeugt dies die Wirkung der Verherrlichung; der Stahlhelm steigt gen Himmel, als wäre er reiner Geist, was natürlich absurd ist; der Stahlhelm ist ein relativ schwerer Gegenstand, also muß die Bedeutung des Schwebens anderswo gesucht werden. Auf den Einwand, daß es halt gleichwohl um die Glorifizierung gehe, kann aus dem Zusammenhang anderer Werke begegnet werden. Eine Gouache (1970) zeigt Helme, die auf Seerosenblättern ruhen, als wäre dieses Fundament stark genug. Realiter ist es wieder eine absurde oder unwahrscheinliche Situation, die Helme müßten ja im Wasser versinken. Die Analogie zu den schwebenden Helmen gründet in der physikalischen Unmöglichkeit. Und das ist das Problem: das Bild ist nur insofern Sache der Physik, als es der Malstoff und Malgrund sind. Das Motiv im Bild kennt keine Gravitation, es kann schweben, gen Himmel verreisen oder auf Seerosenblättern liegen – je nach Belieben des Malers. Im Werk Lüpertz' schweben Spaten, Kuchenformen, Fische, Schnekken, Offiziersmützen, Weintrauben; die Entgravitierung, die die Bildautonomie über die Gegenstände herstellt, ist eine konstante Methode, die sich nicht auf bestimmte Motive erstreckt.

Die schwebenden Motive sind stark ambivalent, weil sie vordergründig den Zwiespalt von Malerei und Motiv betonen, hintergründig ihn aber aufheben. Bei der Kontamination verschiedener Motive zu einem neuen Gebilde wird der Zwiespalt eindeutig überwunden und aufgehoben*. Die Kontamination fügt in Einzelbildern oder Zeichnungen auftretende Motive so zusammen, daß ein Motiv entsteht, das reines Artefakt ist, also ein Gegenstand, den es nicht gibt. Die Schnecke kann sich mit der Mütze, der Palette und einem Saiteninstrument, dessen Steg ebenfalls in einer Schnecke endet, zu einem Amalgam verdichten, das die Gegenständlichkeit der einzelnen Elemente irrealisiert, beziehungsweise zu einem formalen Konzert der Gleichklänge

* Die Kontamination erscheint schon bei Bildern aus den sechziger Jahren. Ein Bild (1967) zeigt zwei hintereinandergestaffelte Kreuze, die aus einem vertikalen Holzstamm bestehen, in den ein horizontales Holzstück eingelassen ist, das scheinbar von einem Kreuzbild, welches wie eine Schießscheibe aussieht, gehalten wird. – Beizufügen ist, daß in der ersten Phase (1963/64 bis 1969) im Prinzip alles schon auftaucht, was nachher zur Methode entwickelt wurde (z.B. schwebendes Motiv, die Wiederholung der Bilder).

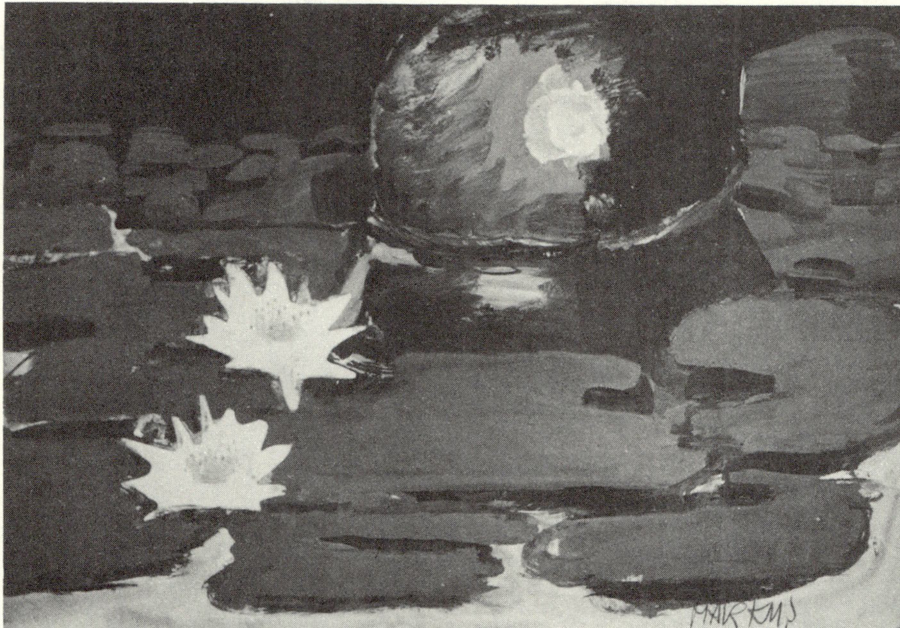

"Helme und Seerosen", 1970 49 x 65 cm, Gouache auf Papier

werden läßt, welches von starker Suggestivität ist, ohne unbedingt an etwas Bestimmtes zu erinnern. Bei diesen "Motivpaketen" geschieht genau das, was wir hier fragten: was haben die Schnecke und die Offiziersmütze, die Palette und der Stahlhelm miteinander zu tun? Ihre einzige Gemeinsamkeit ist formal, es sind runde Formen, die zusammen mit anderen Gegenständen eine formal interessante optische Musik erzeugen. Dabei sei nicht übersehen, daß die Suggestivität der Bilder die Rezeption in eine Richtung steuern kann, wo bestimmte Spekulationen möglich sind. Die Bilder sind auf diese Wirkung kalkuliert. Das liegt auch in der Malweise, die so sicher und präzis, unpersönlich und neutral ist, daß man annehmen muß, hier geschieht etwas "Wirkliches", hier verdichtet sich Wirklichkeit. Das stimmt, doch diese Wirklichkeit ist nicht jene der mit den Motiven verbundenen Bedeutung, sondern jene der Malerei und des Bildes. Wirklichkeit ist ein Phänomen, das immer vor der Bedeutung liegt, deshalb kann Malerei keine Ablagerungsstätte von Bedeutungen sein, wenn sie Wirklichkeit sein will.

Das Schweben des Motives und die Kontamination sind verschiedene Methoden der Suggestivität, die einerseits dem Bild einen Mehrwert zu geben scheinen, es andererseits aber genau zu diesem Punkt hinführen, wo es sich selbst gehört. Eine dritte Methode ist die Wiederholung des gleichen Bildes. Lüpertz malt oft das gleiche Bild in drei Fassungen, die voneinander nur geringfügig abweichen. Die Wiederholung lädt die Motive ebenso auf, wie sie ihre Wirkung bricht. Das gleiche Bild in dreifacher Ausführung verweist wieder auf einen leeren Mehrwert, der scheinbar den Motiven zugute kommt. Der einzige Unterschied liegt aber in den malerischen Abweichungen, in den minimalen Verschiebungen, die in der Konfrontation sehr wichtig werden, so daß das Augenmerk fast zwangsläufig vom Motiv weg auf das Bild selbst gelenkt wird.

Die zweite Phase, die Motivmalerei, dauert von 1970 bis 1974. Die dritte Phase ab 1975 kann wie folgt zusammengefaßt werden: vom Motiv als Form zur Form als Motiv. Eingeleitet wird diese Phase durch die Bilderreihen: "Babylon" (1975), "Kathedrale" (1976) und dem Bild "Lüpolis" (1975). Der Anlage nach sind diese Bilder gleich: ein gewaltiges turmähnliches Gebilde, das aus der Aufsicht dargestellt ist, wächst in den blauen Himmel hinein. Der Abschluß, das Dach, wird immer durch schwarze schriftähnliche Zeichen gebildet, die sich beim "Lüpolis"-Bild zu ganzen Satzblöcken verdichten. Bei der Verbindung von Turm und Schrift kündigt sich die Intention an. Es sind Elemente, die verschiedenen Sprachhöhen angehören: Darstellung der Dingwirklichkeit und Darstellung der Meta-Ebene der Bezeichnung. Dieses Spiel der Sprachhöhen setzt sich innerhalb der Malerei fort. Im Turm selbst erscheinen Formen, die an "abstrakte Malerei" erinnern, dekorative Ornamente, Streifenformen, Dreieckkonstruktionen, die Bild innerhalb des Bildes sind, wenn sie als Wandmalerei auf der Fläche des Turmes betrachtet werden, die zugleich aber auch Malerei sind auf der Ebene des Bildes Lüpertz'. Diese "abstrakten" Formen setzen sich über den Turm hinaus im Himmelsraum fort, der dadurch ebenfalls in ein Zwielicht gerät. Bei diesen Bildern wird die Form (die "abstrakte Malerei") zum Motiv neben dem Motiv (dem Turm) als Form. Die Ebenen durchdringen sich unauflösbar. Bei den Pferde-Bildern (1976) aber auch bei der Serie "Mann im Anzug" (1976) findet diese Verwebung der Sprachhöhen ihren Höhepunkt. Das Motiv der Pferde-Bilder ist das Hinterteil eines Pferdes im Schritt. Dieses anatomische Element wird wieder mit Formen kombiniert, die an "abstrakte Malerei" erinnern. Die Isolierung des Hinterteils, die im konventionellen Kontext etwas Gewalttätiges assoziiert, und die Verbindung mit Formen als Formen schafft eine Kontamination, deren Teile sich durch nichts mehr aufeinander beziehen außer durch das Faktum, daß sie in einem Bild zusammen erscheinen, um so komplexe Malerei zu sein.

Bei der *"Stil-Malerei"*, so bezeichnet Lüpertz sein Schaffen ab 1977 ("Schiff","Fassade","Störche", "Drei Bilder zur Erschaffung der Erde"), wird auf das Motiv weitgehend verzichtet, weil die Form (der Stil) zum Motiv geworden ist. "Abstrakte Malerei" als Stil ist zum Motiv geworden, was phänomenologisch eine komplizierte Angelegenheit ist, weil Form zum Inhalt wird, die schon eine Form ist, die ihrerseits durch eine Abstrahierung von einem Motiv her gewonnen wurde. Lüpertz überspringt die Phase der Abstrahierung, um ihr Resultat für seine Abstrahierung zu verwenden. Aus dem Bild selbst ist das nicht sofort ermittelbar, doch der Kontext des Oeuvres (und auch der Kunstgeschichte) ermöglicht den Nachvollzug und eine Trennung dessen, was optisch, also von der Bildentität her, untrennbar ist.

Dieses ganze Spiel der Ebenen wäre nicht so furchtbar aufregend, wenn es um die pure Einlösung, die "Verifikation" eines Prinzipes gehen würde. Die Verwebung der Sprachhöhen ist das Moment, das wortsprachlich analysierbar ist. Das ist das, was beschreibbar, also gedanklich faßbar ist. Lüpertz' Problem ist vordringlich nicht phänomenologisch geprägt. Bei der Analyse muß immer im Mittelpunkt stehen, daß es um Malerei geht, um eine auch heute mögliche Form der Malerei. Deshalb muß Lüpertz auf phänomenologische Probleme eingehen. Aber das ist nicht der Endpunkt der Bilder. Die Beschreibung kann aufdecken, wie die Form dieser Malerei möglich und wirklich geworden ist, doch die Malerei selbst in ihrer sinnlichen Dichte, Unmittelbarkeit und Kraft kann nicht beschrieben werden.

III

Lüpertz erfindet nichts, er nimmt Vorhandenes (an Motiven, Formen und Formen als Motive) und fügt es so zusammen, daß das Arrangement zu einem neuen Bild führt, dessen Teile alle bekannt sind.* Im Grunde heißt das nichts anderes, als daß jede Erfindung eine Illusion ist, die deshalb zustande kommt, weil der Erfinder nicht sieht, daß er das Vorhandene so geordnet hat, wie es bislang noch niemand als mögliche Ordnung gesehen hat, obwohl das Arrangement virtuell schon immer vorhanden war.

Lüpertz' Ausgangspunkt ist die Ikonographie, das heißt: Bilder (Zeichen, Symbole, Motive), die zum fixen Fundus gehören; dabei spielt keine Rolle, ob der Fundus sich auf die "Hochkunst" oder die Trivialbildnerei (z.B. Werbung) bezieht. Jedes Bild, das dem ikonographischen Fundus angehört, ist dadurch neutralisiert.** Es spricht nicht mehr anspringend wie ein ungewohntes Bild. Das Bild aus dem ikonographischen Fundus ist voller Langmut, Gleichgültigkeit und Indifferenz, weil es nicht mehr im Zusammenhang eines bestimmten Zeitgeistes steht, sondern "ohne Zeit" geworden ist und deshalb jeder Zeit abrufbar und verwend-

---

* Es ist ein Kennzeichen überragender Kunst, daß in ihr nichts erscheint, was erfunden ist, da ihr Fundament die zwingende Notwendigkeit und nicht die Erfindung ist.

**Selbst die Stahlhelme und Offiziersmützen der deutschen Wehrmacht gehören dem ikonographischen Fundus an. Die meisten Leute kennen diesen Helm und diese Mütze aus historischen und heute produzierten Kriegsfilmen und Photographien, ohne sie je einmal als wirkliche Gegenstände gesehen zu haben. Dabei wäre es natürlich dumm und ignorant, zu behaupten, daß diese Gegenstände "neutralisiert" seien. Doch in der spezifischen Investierung Lüpertz' erhalten sie, wie ausgeführt, eine andere Bedeutung.

bar ist. Zugleich eignet diesen Bildern aus dem ikonographischen Fundus eine starke Ambivalenz. Eine Weintraube, eine Schnecke, ein Fisch, ein Pferd, eine Ähre, eine Hand usw. sind ja auch immer aktuelle Dingwirklichkeit. Das ist die Ambivalenz, die Lüpertz auf jeder Ebene seiner Malerei einkalkuliert. Deshalb wurde hier gesagt, der ikonographische Fundus sei der Ausgangspunkt, denn Lüpertz entfernt sich gleichermaßen davon, wie er sich darauf bezieht. Aus dem Bild (Zeichen, Symbol, Motiv) als ikonographische Wirklichkeit wird ein Pendelwesen, das weder ganz der Ikonographie noch dem entspricht, was ihr vorausgeht als Dingwirklichkeit.* Zugleich begründet das von beiden Ebenen abweichende Bild keine neue Sichtweise in der Art, wie es die Stilmalerei (Impressionismus, Kubismus, Futurismus, abstrakte Kunst usw.) anstrebt. Was geschieht, ist eine Irritation herrschender Sichtweisen ohne Ersatz. Das verweist darauf, daß Irritation nicht erklärtes Ziel ist, sondern Nebenprodukt, das immer dann abfällt, wenn eine abweichende Konzeption da ist.**

Um die Beziehung zwischen ikonographischem Fundus und Abweichung zu erläutern, ist es notwendig, auf den Arbeitsprozeß einzugehen. Lüpertz beginnt immer mit der Zeichnung; jedes Gemälde wird durch viele Zeichnungen eingeleitet. Das ist nichts Besonderes, doch wird bei Lüpertz offen-

---

* Bei der Konfrontation mit einem Bilde Beckmanns beispielsweise wird die Vorstellung unmittelbar in eine bestimmte Richtung gesteuert: die Bilddaten summieren sich zu einem Komplex, der sofort die Gefühle auslöst, die mit den Worten "Trauer", "Angst" oder was immer bezeichnet werden. Lüpertz' Bilder lassen nie eine Eindeutigkeit aufkommen. Der zweite Blick macht aus dem Gefühl des ersten Blickes etwas, das eine Verschiebung bewirkt, aus der ein unauflösbarer Widerspruch entsteht.

**Sobald Irritation erklärtes Ziel des künstlerischen Unternehmens ist, steht das didaktische Moment im Vordergrund; Kunst entsteht dann per Zufall.

sichtlich, wo die Bildidee herstammt, wie sie sich entwickelt und warum sie sich in eine bestimmte Richtung entwickelt. 1976 entstand die Bilderreihe "Mann im Anzug" (ein Derivat davon ist "Othello"). Die Bilder zeigen einen "Torso" vom Hals bis zum Knieansatz. Die Bilder wirken wie Werbebilder für Herrenanzüge*. Die ikonographische Herkunft liegt nun wirklich bei Werbebildern, das zeigt eine Zeichnung, wo die Figur als realistischer Abklatsch einer Darstellung eines männlichen Mannequins erscheint. Die folgenden Zeichnungen inszenieren die Figur in Richtung Formalisierung. Die Figur verliert den Kopf, "abstrakte Formen" treten hinzu (die Bilderreihe leitete zusammen mit den Pferde-Bildern die "*Stil*-Malerei" ein). Bemerkenswert ist nun, daß keine Zeichnung genau den Gemälden entspricht; die Gemälde sind ein Amalgam der verschiedenen Möglichkeiten, die in den Zeichnungen liegen. Etwas anderes ist, wie aus einem Notbehelf eine Form werden kann; Lüpertz legte über die Zeichnungen ein horizontal-vertikales Koordinatennetz, um die Übertragung zu erleichtern; auf den Gemälden erscheint dieses Netz als diagonale Struktur, deren Lineamente durchbrochen sind, so daß eine andere Wirkung als die des Koordinatennetzes erzeugt wird, eine Wirkung des Funkelnden, Glamourhaften, das auf den eleganten Schnitt des Anzuges Bezug nimmt und zugleich Form als Form ist. Die Form ist also wie immer zweideutig, sie läßt sich auf das Motiv und auf die Malerei selbst beziehen, ohne daß eine strikte Trennung möglich ist.

Die Formalisierung geht also in Richtung Verfremdung (semantisch), um so das Motiv aus seiner

* Ein lustiges Detail ist, daß bei diesen Bildern in der oberen rechten Ecke ein Flugdrache erscheint. Dieses Spielzeug taucht seit einiger Zeit in verschiedenen Bildern auf (z.B. Babylon-Reihe), und zwar immer in der gleichen unauffällig-auffälligen Art. Durch seine Situierung in der Ecke wirkt es wie eine Zeichen-Signatur.

bezeichnenden und ikonographischen Gebundenheit zu lösen, und in Richtung Formkraft (syntaktisch), um durch die falsche Ablenkung getilgt zu werden, wobei das Motiv eine formale Endgültigkeit findet, die Spekulation nur innerhalb der Kalkulation ermöglicht, welche Teil der Bildkonzeption ist. Diese Formalisierung in Richtung Verfremdung und Herausarbeitung der Formkraft - im Arbeitsprozeß geschieht dies aufeinander bezogen - liegt als Essenz allen Zeichnungen zugrunde. Sie sind also nicht einfache Notierungen von Bildideen, sondern sehr wichtiger Teil der strengen Kalkulation, die Lüpertz' Schaffen bestimmt.
Kalkulation ist der Vorgang der Abstimmung der Teile, um nichts Vorherrschaft erringen zu lassen, ohne daß dadurch ein informelles Unisono entsteht. Angestrebt wird ein Artefakt, das ist ein Ding, welches keinen Zweck und keine Bedeutung hat und trotzdem Wirklichkeit ist. Alle Formalien dienen dieser einen Absicht: Großformat, neutrale Malweise, Isolierung und Fragmentarisierung des Motives, Schwebenlassen, Vermischung von Form als Dingbezeichnung und Form als Abstraktum (Form als Form), Konzert der Gleichklänge (Kontamination von verschiedenen Formen und Motiven zu einem neuen Gebilde), Wiederholung als 1. Abwandlung, Veränderung eines gleichbleibenden Formprinzips, 2. größtmögliche Ähnlichkeit der verschiedenen Bilder , 3. Fries von aufeinanderbezogenen Bildern, 4.Triptychon. Selbst die Bildtitel dienen dieser Intention, indem sie oft tautologisch das bezeichnen, was als Motiv schon erscheint, um somit scheinbar zu bestätigen, daß Motivmalerei im Zentrum steht. Die Tautologie ist eine Voraussetzung des Artefaktes, weil dadurch Übereinstimmung mit dem, was ist, suggeriert wird, obwohl das, was ist, als Bild etwas ganz anderes ist. Das Artefakt spielt mit allem Vorhandenen,ohne daß es auf dieses Vorhandene zurückführbar ist; das Artefakt imitiert und spricht gleichwohl

nur für sich; das Artefakt scheint ein Bild der Welt zu liefern, dabei ist es eine Welt für sich; das Artefakt ist das, was über einen komplexen Weg bei sich selbst angekommen ist.

IV

Es war Oswald Wiener, der einmal sagte (ich zitiere aus dem Kopf): es sei heute fast unmöglich, etwas zu machen, das keine Bedeutung habe. Lüpertz macht etwas, das keine Bedeutung hat, indem er Bedeutung durch Malerei zersetzt.

1977

ANSELM KIEFER

I

Das bisherige Werk von Anselm Kiefer ist Malerei und etwas anderes, das Teil der Malerei ist, ohne in ihr ganz aufzugehen, oder von ihr absorbiert zu werden. Dieses andere saugt nicht die Malerei auf, macht sie nicht gegenstandslos. Mit anderen Worten: es zeigt sich etwas, und darin kündigt sich etwas anderes an - Zeigen als Verweisen; Sehen als Entziehen, damit man in den Leerstellen, welche ausgesparte Stellen sind, zu denken beginnt. Im Sichtbaren kündigt sich sichtbar das an, was nicht im Sichtbaren liegen kann. Eine Malerei, die nur teilweise zeigt, um zu zeigen, daß sie Körper hat *und* immer auch denkt. Es ist ein Zeigen als Sprechen, das weiß, daß Denken sich selbst entfremden muß, um gemalt werden zu können. Ein Teil des Malens ist Schweigen, ein Teil des Zeigens ist das Entziehen.

II

Zwischen Sommer und Herbst 1969 bereiste Anselm Kiefer die Schweiz, Frankreich und Italien. An bestimmten Orten ließ er sich - in Reithose und Stiefeln gekleidet - fotografieren. Dazu erhob er die rechte Hand und salutierte. In Montpellier steht er vor dem Standbild eines Reiters, der mit der rechten Hand in die Ferne weist. In Bellinzona befindet er sich oberhalb des Talgrundes, in Arles steht er inmitten des Friedhofes, in Sète ist er am Strand, in Rom vor dem Colosseum, in Pompeji vor den Ruinen der Stadt. Die Situationen, in denen sich die salutierende Gestalt befindet, sind immer in einer doppelten Weise signifikant: oft sind es Orte der Geschichte, die Signifikanz ist durch die Geschichte gegeben; aber wenn auch dieses Wissen gegeben ist, liegt in der Monumentalität der Bilder (Fotografien) etwas, das sie unmittelbar signifikant macht: etwas Heroisches, also ein Überwert; der die Situation in eine bestimmte Richtung aufplustern läßt, ohne daß sie, diese Richtung, mit etwas Bestimmtem verbindbar ist. Ein Kontext ist nicht gegeben, obwohl Anselm Kiefer schreibt, er habe im Sommer und Herbst 1969 *"die Schweiz, Frankreich und Italien besetzt"* (Interfunktionen Nr.12, Köln 1975). Der Hitler-Gruß verweist auf die Nazis, doch diese besetzten weder die Schweiz noch Italien. Die erhobene rechte Hand war aber auch der Gruß der Römer, und die Gestalt salutiert vor römischen Monumenten. Eine andere Möglichkeit ist, daß die Gestalt (Anselm Kiefer) die genannten Länder besetzte. Aber das ist jenseits der Idee gar nicht möglich.

1970 entstand eine Reihe von großformatigen Bildern, welche das, was bei den Fotografien geschieht, umsetzt und weiterführt. Die salutierende Gestalt, in der Landschaft stehend, wird mit Standbildern und Monumenten konfrontiert, welche den Bildraum der salutierenden Gestalt zugleich fortsetzen und unterbrechen. Die "Heroische Sinnbilder" genannten Malereien sind wieder getragen von dieser Signifikanz des Überwertes, die die Situation in eine bestimmte Richtung aufplustern läßt, ohne daß ein Kontext preisgibt, ob und wofür Stellung bezogen wird. Es ist das Heroische selbst, das in den Bildern aufsteht, da es aber, weil es immer auch etwas ist, das als Tat außerhalb des Bildes liegt (das Bild ist ihre Verherrlichung als Teil der Heroisierung), ohne Kontext ist, fällt die Darstellung des Heroischen gleichsam in sich zusammen.

Das Bild selbst

1971 malte Anselm Kiefer eine Reihe von kleinformatigen Landschaftsbildern. Darunter ist eine

Gruppe mit der Bezeichnung "13 Landschaften für Julia". Der Ausgangspunkt ist das Genrebild: sich im Nebel auflösende Bäume, Lichtungen im Wald, Sonnenuntergänge, die den Himmel entzünden und die Landschaft im Gegenlicht dunkel erstarren lassen, sich im Wald verlierende Wege, Schneefall und Spuren im Schnee. Die meisten Bilder tragen Inschriften: in der Baumkrone steht "Du", dort, wo sich die Äste aus dem Stamm verzweigen, steht "ich"; am Anfang des sich in den Wald verlierenden Weges stehen die Namen "Anselm" und "Julia"; bei vielen Bildern taucht die Widmung auf "für Julia"; das Bild des Sonnenunterganges wiederholt als Inschrift, was sichtbar wird, und zugleich wird der Ort genannt: "Sonnenuntergang über Hollerbach". Die Schriftzüge sind immer auf die Bildfläche geschrieben, haben also eine andere Räumlichkeit als das Dargestellte, welches perspektivisch organisiert ist. Die 13 Landschaften "für Julia" sind "privat", was durch die Inschriften mitgeteilt wird, zugleich sind es genau diese Inschriften, die das Private neutralisieren. Die Bilder stehen für etwas Anderes, etwas Zusätzliches, auf das verwiesen wird, ohne daß es ausgesprochen wird. Es ist wieder ein Überwert ohne Kontext, für etwas, das außerhalb des Bildes geschieht. Das Bild verweist auf dieses Außerhalb durch die Inschriften, und im Sog davon entgleitet auch das Dargestellte in den Raum, wo die Landschaft *ist* und wo das liegt, was die Bilder an Empfindungen evozieren. Zurück bleibt die Malerei.

Zwischen 1972 und 1974 entstanden die Bilder mit den Holzinnenräumen. Es könnten Dachräume sein, Estriche. In der vertikalen Ausrichtung des Hauses ist der Dachboden der obere Abschluß, er ist der *Speicher* im doppelten Sinne dieses Wortes. Er ist der Kopf, das Gehirn. Anselm Kiefers Holzräume sind zumeist zentralperspektivisch und klar gegliedert. Die Konstruktion des Raumes mit dem starren Gerippe der Bretter, Balken und Verstrebungen, ist zugleich die Konstruktion des Bildes. Es sind sehr strenge Räume, hieratisch und weihevoll. Es könnten Orte eines Ritus sein. Die Bilder sind so groß, daß sie die Dimensionen wirklicher Räume reproduzieren. Alles ist präzis gezeichnet, die Maserierung des Holzes mit den schwarzen Flekken der Äste erscheint klar, überklar. Die Fenster sind zumeist blind, zeigen keine Außenwelt. Alles konzentriert sich auf die Dimension des Innenraumes, dessen Leben in den Linienverläufen der Holzdarstellung liegt. Das Bild lebt folglich auf der Fläche (der projizierte Raum, und das ist die Vorstellung, ist voll gespannter Absenz), und auf dieser Fläche des Bildes, also auf das, was an ihm wirklich im gegenständlichen Sinne ist, sind Namen geschrieben; bei "Nibelungen Leid" (1972) sind es Namen aus der nordischen Mythologie: Gunther, Hagen, Rüdiger, Krimhild;bei "Deutschlands Geisteshelden" (1974) sind es Namen aus verschiedenen Epochen des deutschsprachigen Kulturkreises: Richard Wagner, Joseph Beuys, Caspar David Friedrich, Friedrich II., Robert Musil, Hans Thoma, Theodor Storm, Nikolaus Lenau, Mechthild von Magdeburg, Arnold Böcklin, Adalbert Stifter, Josef Weinheber, Richard Dehmel. Die Namen, obwohl auf die Fläche geschrieben, bevölkern den projizierten Raum, also jenen der Vorstellung; es geschieht dort etwas, im Speicher ist etwas im Gange, etwas, das mit der eigenartigen Stimmung dieser Holzräume in Zusammenhang gebracht wird. Bei "Deutschlands Geisteshelden" brennen den Wänden entlang "ewige Lichter", was die weihevolle Stimmung und den Ereignischarakter betont und zugleich, im Zusammenhang des Holzes, etwas Gefährliches und Drohendes vermittelt. Die Namen, auf die gegenständliche Wirklichkeit der Bildfläche geschrieben, sind etwas von außerhalb des Bildes, werden aber als Schriftzüge und Teile des projizierten Raumes zu etwas innerhalb des Bildes, zum eigenen Wirklichkeits- und Vorstellungsraum. In dieser Doppeltheit liegt der Überwert, der Teil des Bildes wird, welcher gleichzeitig außerhalb von ihm liegt. Das Außerhalb wird zu etwas innerhalb, um aber wieder ins Außerhalb zu entgleiten. Das ist die Doppeltheit des Bildes, die zugleich die Doppeltheit des Denkens (des Speichers) ist: draussen und drinnen (eine Verwandlungsenergie).

Um zusammenzufassen: bei den drei Phasen von 1969 bis 1974 ("Besetzungen" und "Heroische Sinnbilder", Landschaften, Holzinnenräume) sind drei Momente wichtig und ausschlaggebend: das *Bild* (die Malerei), das *Dargestellte* (als Verbindung eines Ortes mit der Schrift) und etwas, das durch die bestimmte Organisation von Bild und Dargestelltem bewirkt, daß ein *Außerhalb* dazukommt, anders gesagt, daß das Bild sich in einen Bereich ausdehnt, der außerhalb von ihm liegt, ohne daß dieser Bereich genau fixierbar ist. Es erscheint nichts, was durch eine bestimmte Ideologie oder Weltanschauung abdeckbar wäre, weil das, was als Ideologie oder Weltanschauung aufgebaut wird, durch das Bild immer wieder aufgehoben wird; es sinkt, sobald eine Lösung gefordert wird, gleichsam ins Bild zurück, wird durch die Malerei wieder aufgelöst.

Bei den folgenden Bildern, den Landschaften mit Palette (ab 1974), wird diese Beziehung genau analysiert. Beim Bild "Malerei der verbrannten Erde" (1974) ist über eine dunkel gemalte Landschaft die Silhouette einer Palette gesetzt. Die Palette ist also nicht ein über der Landschaft schwebender Gegenstand, sondern als Umriß auf die Fläche gesetzt. An ihrem oberen Rand steht: "Malerei der verbrannten Erde". Dieser Ausdruck hat in Bezug auf das Dargestellte einen wörtlichen Sinn: die dargestellte Erde ist dunkel, wirkt verbrannt. Im Zusammenhang mit der militärischen Bedeutung des Terminus ergibt sich eine Verschiebung; die Taktik der verbrannten Erde wird beim Rückzug angewendet, der Feind erobert ein totes Land. Auf die Malerei übertragen: sie geschieht *dennoch* (Kunst kommt aus Kunst, aber jedes neue Bild kennt nicht, was vor ihm liegt). Bei "Resumptio" (1974) wird ein Grab mit einer flügeltragenden Palette konfrontiert. Wieder ist die Palette als Umriß auf die Fläche gemalt, ist also von einer anderen Räumlichkeit als das perspektivisch dargestellte Grab. Resumptio (nach der katholischen Theologie: die Aufnahme der Jungfrau Maria mit Leib und Seele in den Himmel) verweist auf einen metaphysischen Aspekt, bei dem Reinheit (frei von Erbschuld) und Glaube eine große Rolle spielen. Es ist dies die Reinheit als Nichtverwendbarkeit jener Malerei (Kunst), die von ihren eigenen Voraussetzungen ausgeht. Glaube ist die Bedingung jeder Sprache, die, vom Bezeichneten getrennt, für das zu Bezeichnende Wirklichkeit erst herstellt; um das System des Bezeichnenden (der Sprache) anwenden zu können, muß es angenommen, das heißt "geglaubt" werden. Ein Gegenstück zu "Resumptio" bildet "Ikarus" (1976), wo die mit der Sonne konfrontierte Palette Feuer fängt, ihre Flügel beginnen zu schmelzen. Wenn bei "Resumptio" die Palette auf die Fläche gesetzt wurde, also auch Teil der Malerei selbst ist, und zwar im gegenständlichen Sinne, so ist bei "Ikarus" die Palette räumlich-illusionär dargestellt, sie ist also Symbol, das außerhalb dieses Bereiches real sein will, so wie Ikarus das Unmögliche wollte und abstürzte. Dieses scheinbare Detail von auf der Fläche gemalter und illusionär dargestellter Palette ist kennzeichnend für Anselm Kiefers Malerei; im scheinbar Nebensächlichen, kaum Beachtenswerten, das als Differenz Teil der Malerei selbst ist, also nicht im hergeleiteten Wissen ruht, liegen grundsätzliche Unterschiede. Malerei als Reflexion ihrer eigenen Voraussetzungen wird zur Sprache mit einer autonomen Grammatik, Syntax und Semantik.

Bei "Akt" (1976), "Grab des unbekannten Malers" (1974), "Des Malers Schutzengel" (1976) und anderen Bildern dieser Zeit ist der gleiche Problemkomplex vorherrschend wie bei den Paletten-Bildern. Die Malerei (Kunst) denkt darüber nach, was ihre eigenen Voraussetzungen sind; das ist unmöglich, ohne ihr Außerhalb zu reflektieren, weil Malerei als sinnliches Ereignis eingebunden ist in der Welt der Sinnlichkeit überhaupt, doch in ihrer Autonomie als Sprache birgt sie eine Reflektibilität, die sie von dieser Welt, in die sie eingebunden ist, gleichzeitig unterscheidet. Diese Ambivalenz entspricht der Doppeltheit des Bewußtseins, das dadurch wird, in dem es sich seiner selbst bewußt wird, und dieses "Seiner-selbst-bewußt-werden" wird in der Veräußerung, also im Außerhalb jener Welt, die hier die "Welt der Sinnlichkeit" genannt wird. Auch die Welt der Geschichte gehört zu dieser Welt, weil die geschichtlichen Ereignisse (als Historie *und* Mythologie) mit bestimmten Geschichten verbunden sind, die bestimmten Vorstellungen entsprechen, die jeder aus seinem Erfahrungsbereich bezieht. Wenn Anselm Kiefer 1976 die Thematik der nordischen Mythologie ("Siegfried vergißt Brünhilde") wieder aufnimmt, um nun aber Figurenszenen zu malen, so entspricht das genau diesem Vorgang. Etwas von außerhalb der Malerei wird zu etwas innerhalb der Malerei, wird zu einem sinnlichen Ereignis im dreifachen Sinne der Malerei, des Dargestellten und der Geschichte. Gleichzeitig wird aber die Ambivalenz als Trennung mitreflektiert (Siegfried *vergißt* Brünhilde), was der Differenz von Malerei und Dargestelltem (Vorstellung) entspricht. Die Malerei *zeigt* aber diese Differenz in der *Einheit* des Bildes.

1976 beginnt mit "Piet Mondrian - Hermannsschlacht" eine Thematik, die bis zu den Holzschnitten zu "Wege der Weltweisheit" (1978) fortgesetzt und entwikkelt wird. Die Thematik ist dreifach gegliedert:

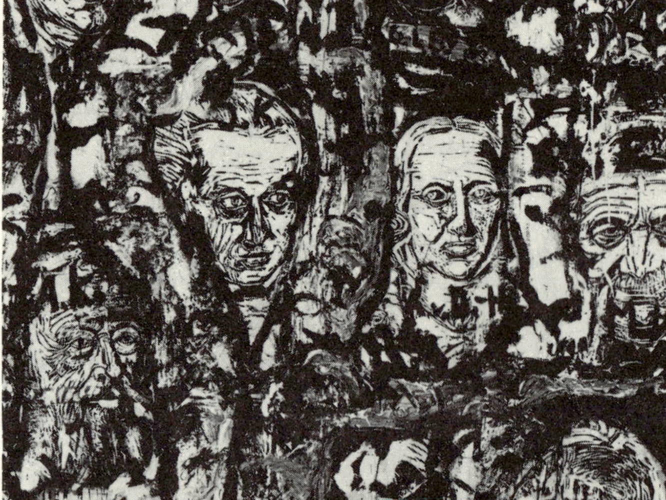

"Wege III", 1978
160 x 130 cm, Oel auf Holzschnitt aufgezogen auf Leinwand

1. die Hermannsschlacht als geschichtliches Ereignis: im Jahre 9 nach Christus schlug Hermann (eigentlich Arminius), der altgermanische Fürst, in einer dreitägigen Schlacht im Teutoburgerwald die drei römischen Legionen des Quintilius Varus; 2. dieses Thema des Freiheitskampfes wurde im Verlaufe der deutschen Geschichte von Dichtern und auch Malern (Caspar David Friedrich) in bestimmten historischen Situationen immer wieder aufgegriffen; 3. Anselm Kiefer bezieht sich bei seinen entsprechenden Bildern gleichzeitig auf die Schlacht und auf jene Dichter, die sich damit beschäftigten, um aber das Bild - *sein* Bild - in eine bestimmte Richtung auszuweiten, so daß es für bestimmte Vorgänge, die mit dem Bild (der Vorstellung) überhaupt zu tun haben, exemplarisch wird.

"Piet Mondrian - Hermannsschlacht" steht programmatisch am Anfang der Reihe: zwischen den Ästen des dargestellten Baumes öffnet sich eine Lichtzone, die mit ihrer rechtwinkligen und flächigen Form an Mondrians Bilder erinnert. Die Fläche, die im Kontext des Dargestellten zur Lichtzone wird, hat aber nichts mit Mondrian zu tun, wie die Baumdarstellung kein Baum ist, folglich auch kein Baum des Teutoburgerwaldes. Das Bild ist Malerei, die Malerei ist Bild, was in dieser Umkehrung wiederum heißt, daß auf der Bedeutungsebene, wo das Bild zur Vorstellung wird, durchaus von Piet Mondrian und vom Teutoburgerwald die Rede sein kann, doch das ist nicht mehr Malerei. Ein formal ähnliches Bild ist "Hermannsschlacht" (1977): zwischen den Ästen des Baumes (aber auf die Bildfläche) sind Namen von deutschen Dichtern, Musikern, Philosophen geschrieben: Fichte, Hölderlin, Kleist, von Weber, Grabbe - einige von ihnen nahmen zur Zeit des Freiheitskampfes gegen Napoleon das Thema der Hermannsschlacht wieder auf -; auf einem Baum am Bildrand (aber auf der Fläche) steht der

Name "Tusnelda", das war die Frau von Hermann, die ihm 14 nach Christus von einem römischen Heerführer geraubt wurde. Von diesem Wissen her kann ein dichtes Beziehungsnetz entstehen, das aber in der Vorstellung liegt, nicht im Bild, obwohl es das Bild ist, das durch seine Organisation dieses Geflecht auslöst und sich entwickeln läßt. Das Bild bleibt aber bei sich. Einen Höhepunkt erfährt diese Phase im Bild "Wege der Weltweisheit" (1976/77), wo die Porträts der Dichter, die auf die Hermannsschlacht zurückgriffen, zusammen mit anderen Koryphäen der deutschen Kultur und Geschichte um einen Wald mit der Inschrift "Hermanns-Schlacht" gruppiert sind. (Auf das Bild wird hier am Schluß eingegangen, wenn der Versuch einer exemplarischen Interpretation gemacht wird, was, auf die ganze Problematik bezogen heißt, daß *ich* zu beschreiben versuche, was *ich* sehe, erlebe und denke.).

III

Im Allgemeinen lassen sich bei Anselm Kiefers Bildern drei verschiedene Raumebenen unterscheiden:

a) die Projektion eines perspektivischen Raumes schafft eine begrenzte Räumlichkeit, konstruiert in Funktion auf die menschliche Vorstellung; dieser illusionäre Raum (Holzinnenräume, Landschaften) ist das Dargestellte, das Sujet, welches einen Bezug zu etwas außerhalb des Bildes herstellt; es ist gleichsam der Ort der Handlung, ein "Ding", das affektiv wirksam wird, um dadurch bestimmte innere Regungen auszulösen; anders gesagt: es ist Zeichen und als solches Bedeutungsträger; da Bedeutungen immer auch Geschichten, Erzählungen, Mythen sind, wird dieser Handlungsort durch Namen und andere Inschriften "bevölkert", welche die Bedeutungen in eine bestimmte Richtung lenken.

b) diese Namen und Inschriften sind auf die Fläche des Bildes gesetzt, also auf das, was die Wirklichkeit des Bildes ist, seine stoffliche Wirklichkeit; als Element des Bildes selbst unterscheiden sie sich von dem, was durch sie affektiv wirksam wird; die Inschriften und Namen sind auf diese doppelte Wirksamkeit oder doppelte Wirklichkeit hin inszeniert, bleiben aber Elemente des Bildes;

c) die Stofflichkeit der Malerei entwickelt eine eigene Räumlichkeit, die wirklich in der Art eines Gegenstandes ist; die Farbe ist oft verklumpt, reliefartig, wird zu Scholle, Brei, Schlacke; diese Räumlichkeit des Farbstoffes hat nichts mit dem projizierten Raum zu tun, der durch die Organisation und Wirkung der Farben erzeugt wird; die Malerei führt als deutlich existierende Stofflichkeit ein Eigenleben als energievermittelnde Intensitätszone.

Die Bildeinheit gründet auf einer Verbindung eines mythischen Raumes der Vorstellung und Erzählung mit einem wirklichen Raum des wilden Stoffes; die affektive Wirksamkeit liegt also auch in der Wirklichkeit des Gegenstandes "Bild"; als Essenz: das Bild ist ein gelebt-lebendiger Raum, etwas Unmittelbares in der Art eines Stückes Natur.

Weitere Möglichkeiten: das Bild kann in Analogie zum Körper gesehen werden. Es ist eine Ganzheit von Stoffraum und Gedankenraum, von Leib und Vorstellung, von Vergangenheit und Gegenwart. Was präsent wird, gibt seine Gewordenheit bekannt. Was innen ist, ist auch außen; was außen ist, ist auch innen. Was gedanklich, also als Ableitung, äußerst komplex ist, erscheint als *eine Gestalt*.

IV

Die Geschichte schafft Bilder, stellt bestimmte Bilder bereit, die, ob es der einzelne will oder nicht, das Bild dessen (mit-)bestimmen, was für ihn aktuelle Gegenwart seiner Wirklichkeit ist.Derjenige, der also jene Bilder verwirft, die vor ihm waren, verwirft die Möglichkeit weiterer Bilder. Genauer gesagt: der geschichtliche Prozeß ist eine Abstoßung von Bildern, die aber ihre Annahme voraussetzt. Ohne Abstoßung kein Bild und ohne der Abstoßung vorausgehende Annahme kein Bild. Und kein Bild heißt: kein Erkenntnisraster, kein Modell, durch das gebildet wird, was "Wirklichkeit" genannt wird. Geschichte schafft Bilder, stellt Bilder bereit, und gleichzeitig sind es die Bilder, welche Geschichte schaffen (das Wort "schaffen" kann im doppelten Sinne verstanden werden). Das ist sozusagen die erkenntniskritische Warte, bezogen auf die Geschichtlichkeit. Aus dem Standpunkt der Kunst als autonomer Sprache verschiebt sich die Problematik.

Von den Bildern Anselm Kiefers sind zwei Stränge ableitbar, die verwoben sind wie ein Seil: in einer bestimmten historischen Phase reflektiert er die Möglichkeiten der Malerei als *seine* Reflexion bestimmter geschichtlicher Ereignisse, bezogen auf die Möglichkeit der Malerei. Da Geschichte reflektiert wird, werden auch die Voraussetzungen genau jenes Bildes reflektiert, das Geschichte reflektiert. In dieser Doppeltheit ist das Bild gleichzeitig Bild der Welt und Welt für sich: etwas ausserhalb und etwas innerhalb. Was innerhalb ist, bezieht sich auf die Entwicklung der Kunst als autonomer Sprache. In dieser Autonomie reflektiert sie immer auch Geschichte, also das, was außerhalb von ihr ist. Mit anderen Worten: die Entwicklung der Kunst verläuft auf einem eigenen Strang, in dessen Krümmungen, Schlaufen, Verdickungen, Verknotungen, Unterbrüchen, Zerfaserungen usw. immer das erscheint, was außerhalb ist. Kunst als autonome Sprache heißt also nicht eine andere "Wirklichkeit" (in ihrer "Objektivität"), sondern eine andere Verarbeitung dessen, was war und ist, also eine andere Geschichts*schreibung*, also gleichwohl eine andere "Wirklichkeit" (wie sie durch Rezeption geschaffen wird). Wenn Anselm Kiefer, das, was geschichtlich ist, ins Bild einbezieht, so bezieht er Bilder, besser: Zeichen von Bildern ein (es ist *seine* Auswahl), um über den Weg der Kunst als autonomer Sprache Geschichte anders zu schreiben.

V

Bei seinen Bildern bezieht sich Anselm Kiefer oft auf die deutsche Geschichte oder Mythologie. Bilder und Zeichen finden Verwendung, die affektiv stark besetzt sind: bei den "Besetzungen" (1969) und "Heroischen Sinnbildern" (1970) war es die mit der ausgestreckten rechten Hand salutierende Gestalt, was unmittelbar mit der jüngeren deutschen Geschichte verbunden werden kann. Immer wieder werden durch Inschriften Konnotationen des Kriegerischen geschaffen: "Verbrannte Erde", "Noch ist Polen nicht verloren", "Ritt an die Weichsel". Dieser Aspekt erscheint vor allem auch bei den Büchern von Anselm Kiefer: "Ausbrennen des Landkreises Buchen" (neun Bücher, 1974 und 1975), die "Unternehmen Seelöwe" (1975). Diese starke affektive Wirksamkeit liegt aber auch in den kleinen Landschaften von 1971, die nichts Martialisches konnotieren. Ähnliches geschieht bei den Holzinnenräumen und den Bildern mit mythologischer Thematik von 1976 ("Siegfried vergißt Brünhilde"). *Keines der Bilder löst das ein, was mit der affektiven Wirksamkeit verbunden ist.* Kein

Bild befriedigt das, was die Erwartungsvorstellung will, weil das Sujet, der Inhalt, das Dargestellte durch die Malerei selbst so gebrochen ist, daß die Thematik sich in einen Reflexionsraum verschiebt, wo die affektiven Reizungen aufgefangen und aufgelöst werden. Es kann also ganz allgemein gesagt werden: der thematische Ausgangspunkt sind Ereignisse der deutschen Geschichte oder andere affektiv sehr stark wirksame Ereignisse,die als Zeichen (Andeutungen, Spuren) erscheinen, welche in der Malerei aufgefangen und gebrochen werden, um dadurch zu Reflexionen in der Autonomie der Kunst als Sprache zu werden. Anselm Kiefer bezieht also über die Malerei Stellung; er zeigt, was er sieht (denkt), und wie er es sieht (denkt), doch ist dieses Sehen (Denken) durch keine Ideologie verwendbar - also keine Beliebigkeit, Form nicht als Stoffspiel, sondern Kunst in der sie kennzeichnenden Doppeltheit als Reflexion des Wirklichen über die Wirklichkeit der Malerei.
1976/77 entstand das Bild "Wege der Weltweisheit", das innerhalb der Thematik der Hermannsschlacht das wichtigste Bild ist, und das zudem exemplarisch die Arbeits- und Reflexionsweise zeigt. Im Zentrum des sehr großen Bildes (305 x 500 cm) erscheint ein Waldausschnitt, vor dem gefällte oder umgefallene Bäume liegen; einige davon brennen. In diesem Trümmerfeld liegt die auf die Fläche gesetzte Inschrift: "Die Hermanns-Schlacht". Vom Trümmerfeld aus führen sich verzweigende Linien, die wie ein "Stammbaum" aussehen, an den Bildrand. Zugleich können diese Linien als Wege gesehen werden. Um den Waldraum herum, im Bereich, wo die Wege des "Stammbaumes" hinführen, sind neben den Porträts von Tusnelda und Hermann jene von deutschen Dichtern, Philosophen, Militärs u.a. gemalt: Kleist, Grabbe und Klopstock haben das Thema der Hermannsschlacht in Dramen verarbeitet - Kleist, 1808 zur Zeit der Besetzung Preußens und des Rheinlandes durch Napoleons

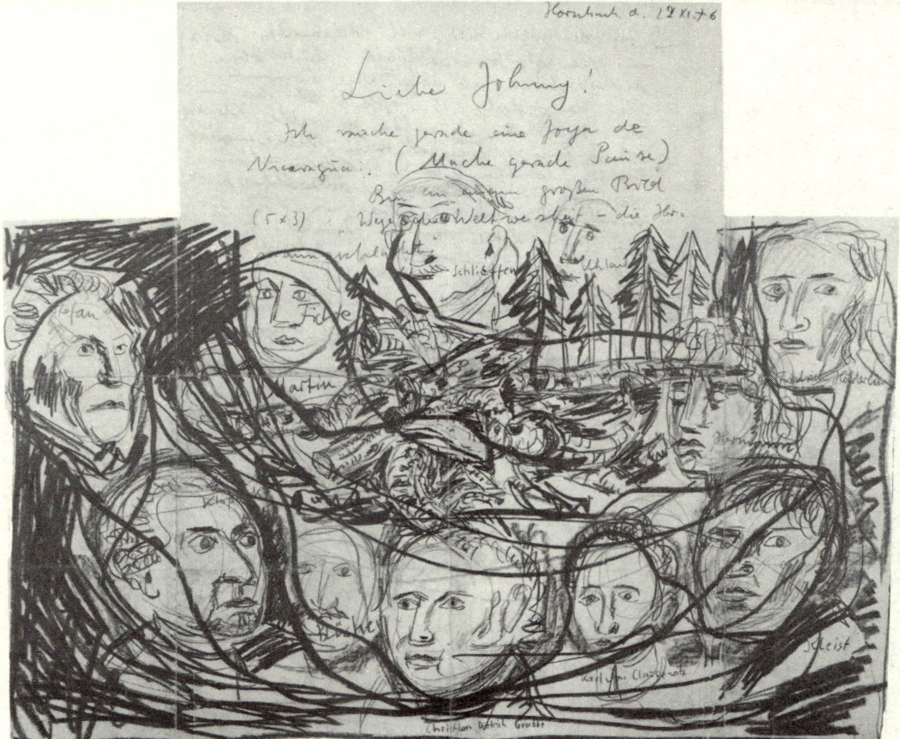

"Brief und Skizze zum Bild "Wege der Weltweisheit" 43 x 50, 5, Bleistift auf Papier

Armeen (Königin Luise von Preußen floh vor Napoleon in den Osten, später habe sie mit ihm eine Liaison gehabt; Blücher hatte entscheidenden Anteil am Sieg bei Waterloo; auch Clausewitz kämpfte gegen Napoleon; der Philosoph Fichte unterstützte das, was die Französische Revolution an Freiheit brachte, er verfaßte 1793 eine Schrift mit dem Titel: "Zurückforderung der Denkfreiheit von den Fürsten Europas, die sie bisher unterdrückten"), wandte sich dann entschieden gegen Napoleons Imperialismus; ähnlich auch Hölderlin: für die Revolution, gegen Napoleon. Bis hierhin scheint der Zusammenhang klar: die Hermannsschlacht und die Kriege gegen Napoleon waren Freiheitskämpfe; weit auseinanderliegende Zeiträume werden aufeinander bezogen. Es erscheinen aber auch die Porträts Rilkes, Stefan Georges und Martin Heideggers sowie des preußischen Generals Schlieffen. Hier taucht plötzlich ein anderer Aspekt auf: bei George und Heidegger die direkte oder indirekte Unterstützung der Nazis, also des sehr schrecklichen deutschen Napoleonismus; Schlieffen entwikkelte den Angriffsplan für den Feldzug der deutschen Armeen im Ersten Weltkrieg. Rilke, der "Ästhet", bringt noch einen weiteren Aspekt. Von dieser Beschreibung her kann gesagt werden, daß das Bild über seine Zeichen einerseits den Freiheitskampf der Deutschen und andererseits ihre Eroberungskriege, die immer mit der Unfreiheit anderer Völker verbunden sind, darstellt. Es ist also vordergründig die deutsche Geschichte, die hier reflektiert wird, und zwar nicht nur die politische Geschichte, sondern auch jene der Gedanken und Ideen. Die Auswahl der Gestalten ist aber nicht "objektiv" oder vollständig. Es ist die deutsche Geschichte, wie sie Anselm Kiefer sieht, genauer gesagt: es ist die deutsche Geschichte, wie sie Anselm Kiefer in einigen Gestalten, die er kennt, sieht. Dieser Aspekt *seiner* Verarbeitung dessen, was war, zeigt sich in der Zusammenstellung der Porträts. Hölderlin ist näher bei Tusnelda als Hermann, Rilke und Königin Luise bilden ein Doppelporträt usw. Daß aber diese Zusammenstellung nicht beliebig ist, sondern nach Anselm Kiefers Absicht geschah, zeigt sich darin, daß beim Bild "Varus" (1976) schon ganz ähnliche Gruppierungen auftauchen. Wichtig ist nun nicht, hinter das System zu kommen, wichtig ist zu sehen, daß der Künstler in der Auswahl und Anordnung *seine* Sichtweise der Vergangenheit einbrachte, wie schon Kleist, Grabbe oder Klopstock *ihre* Sichtweise der Hermannsschlacht in ihre Schauspiele einbrachten. Anselm Kiefer nimmt Bezug auf sie, bringt sie auf die gleiche Ebene mit Leuten, die das Gegenteil wollten oder vollbrachten. Anselm Kiefer interpretiert durch seine Auswahl und Anordnung und machte dadurch ein neues Bild. Er steht jenseits und zugleich mitten darin. Sein Standpunkt ist jener der Freiheit, das zeigt sich eben darin, daß er *seine* Auswahl traf, um *sein* Bild zu malen. Er machte mit dem, was war, das, was er mußte, um aber einen Standpunkt jenseits der direkten Bewertung einzunehmen; also Unmittelbarkeit *und* Distanz. Das ist, was das Bild selbst sagt: die Freiheit liegt im Bild, das die anderen Bilder nicht ersetzt, sondern ihrer Galerie ein neues hinzufügt. Wenn mehr gesagt wird, dann ist das *meine* Mutmaßung, die ja gerade deshalb auch möglich ist, weil Anselm Kiefer *sein* Bild malte. In der Zusammenstellung der Figuren kann ich sehen, was ich weiß und was die Figuren für mich bedeuten, weil Anselm Kiefer sie so zusammenstellte, wie er es weiß. Seine Freiheit ist auch meine Freiheit.

Ich kann mich an eine Stelle in Kleists Schauspiel erinnern:

Hermann (zu seinen Kriegern):
Kurz, wollt ihr, wie ich schon einmal euch sagte,
Zusammenraffen Weib und Kind,
Und auf der Weser rechtes Ufer bringen,
Geschirre, goldn' und silberne, die ihr
Besitzet, schmelzen, Perlen und Juwelen
Verkaufen oder sie verpfänden,
Verheeren eure Fluren, eure Herden
Erschlagen, eure Plätze niederbrennen,
So bin ich euer Mann -:
Wolf: Wie? Was?
Hermann: Wo nicht -
Thuiskomar: Die eigenen Fluren sollen wir verheeren?
Dagobert: Die Herden töten?
Selgar: Unsre Plätze niederbrennen - ?
Hermann: Nicht? Nicht? Ihr wollt es nicht?
Thuiskomar: Das eben, Rasender, das ist es ja,
Was wir in diesem Krieg verteidigen wollen!
Hermann (abbrechend): Nun denn, ich glaubte eure Freiheit wärs.

Von diesen Aussagen her kann ich den brennenden Wald in Anselm Kiefers Bild deuten. Im Kontext mit Kleists Textstelle heißt das: Freiheit ist, wenn alle kein Geld, kein Haus, keinen Staat mehr *nötig* haben.

1978

PER KIRKEBY – ZUR GESCHICHTE DER BILDER

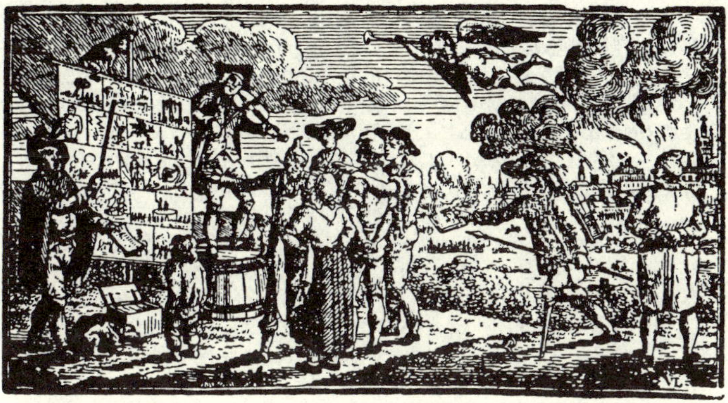

I

Das hier gleichsam als Eingangszitat wiedergegebene Bild stammt von 1815 (erschienen im Kalender "Messager boiteux de Neuchâtel"). Der Bildermann zeigt Bilder und erklärt, was sie bedeuten – Bilder, die auf außerordentliche oder weltbewegende Ereignisse verweisen: Kriege und Schlachten, Entdeckungen, Katastrophen – gefährliche Drachen und sonderbare Tiere mit Flügeln und pfeilartig zugespitzten Doppelschwänzen. Der Bildermann reiste von Stadt zu Stadt, hörte da eine Neuigkeit, sah ab und zu selber etwas Außerordentliches, ließ neue Bilder machen, zeigte sie, wo er hinkam, den Leuten. Er überprüfte nicht, was er hörte. Er war nicht Geschichtsschreiber, sondern Geschichtenerzähler. Der Bildermann kolportierte die Bilder, ohne zu fragen, ob es gute oder schlechte, wahre oder erfundene Bilder seien. Er zeigte

Bilder seiner Zeit: Tatsachen und Fiktionen, Wahrscheinliches und Unwahrscheinliches - alles erschien auf der einen Ebene des Bildes.

Es ist möglich, daß der Bildermann für verschiedene, sich wiederholende Ereignisse immer das gleiche Bild zeigte (es gibt Bücher, noch aus dem 17. Jahrhundert, die bei Darstellungen verschiedener europäischer Städte immer das gleiche Bild zeigen - die typisierte Idee der Stadt), so kann er in dem Augenblick, als eine Stadt brennt, schon das Bild einer brennenden Stadt zeigen. Die Leute schauen, den Rücken der brennenden Stadt zugewendet, die Bilder an. Der hinkende Bote mit den Nachrichten des letzten Jahres bietet seinen Kalender an. Die Leute aber sind im Banne der Bilder. Diese Bildersammlungen waren die Ausstellungen und Zeitungen des Volkes. Der Bildermann, der zugleich der Sammler (und der Ausstellungsmacher, der Reporter und Interpret) war, war der Zauberer, der das, was inner- und außerhalb der Gehirne vorging, auf eine Fläche bannte, um zusammen mit seinen Erläuterungen aus Tatsachen und Fiktionen gleichermaßen lebendige Wirklichkeit entstehen zu lassen. Die Leute haben die Geschichten weitererzählt - aus Bildern von Bildern entstanden neue Bilder, Erfindungen wurden zu Vorlagen für weitere Erfindungen. Es ist vorstellbar, daß der Bildermann etwas erzählen hörte, was seinen Ursprung bei ihm hatte, doch nun war dieses Bild so umgeformt, daß der Ursprung kaum sichtbar war, und er, der Bildermann, ließ ein neues Bild machen, ohne zu wissen, daß er die ursprüngliche Vorlage dazu lieferte, die ihrerseits auf einer Vorlage beruhte.

Der Bildermann war vorerst einmal Bildersammler. Er kam weit herum, sah viel und hörte noch viel mehr. Daraus mußte er bestimmte Bilder aussuchen, und er mußte bestimmte Kriterien haben. Er, der Geschichtenerzähler, wählte das aus, was ausserordentlich oder sensationell war, sonst hätte er die Leute nicht in den Bann der Bilder ziehen können.

Der Sammler ist kein Jäger. Die Möglichkeit ist nicht auszuschließen, daß der Bildermann von merkwürdigen Jagden auf feuerspeiende Drachen erzählte. Aber es ist kaum anzunehmen, daß er je selber gejagt hat. Als Per Kirkeby zu Beginn der sechziger Jahre als Geologe an einer Grönlandexpedition teilnahm, kam es zu einer unangenehmen Begegnung mit einem Eisbären - Tieren, die allein leben und die bekanntlich sehr gefährlich sein können. Es war gegen Mittag, als ein Kollege ins Zelt gerannt kam und aufgeregt berichtete, daß er ganz in der Nähe einen Eisbären gesehen habe. Kirkeby lief mit seiner Kamera hinaus, während ein Kollege seine Pistole und die Kamera mitnahm. Vom Lebensmitteldepot angezogen, näherte sich der Bär dem Zelt. Es wurde beschlossen, ihn zu töten. Der Kollege mit der Pistole traf den Bären mit dem ersten Schuß tödlich. Er ging aber noch zum Fluß zurück, von wo er gekommen war, schwamm rüber - dicke Blutstrahlen schossen ihm aus dem Maul. Am anderen Ufer erbrach er Blut und verschwand hinter einer Eiskante, wo er kurz darauf tot gefunden wurde. Der Bär wurde vermessen (2,37 m von der Schwanzspitze bis zur Schnauze). Kirkeby fotografierte, sammelte Bilder. Danach waren alle Forscher sehr müde und hatten Durchfall. (Diese Schilderung gründet auf einer Schilderung Kirkebys*.)

Der Sammler, der kein Jäger ist, sucht, und diese Suche gründet, zumindest teilweise, in bestimmten Kalkulationen (der Bildersammler wird eher in Spelunken und Wirtshäuser gegangen sein, als zu

* Bildauswahl I, Abschnitt 32, in "Fliegende Blätter", Museum Folkwang Essen, 1977

Handwerksleuten oder Bauern, denn dort in den Spelunken - wenn möglich in einer Hafenstadt oder irgendwo an einem schiffbaren Fluß, der zum Meer führt - konnte er erwarten, weitgereiste Leute zu treffen, die ihm Sonderbares und Außerordentliches aus allen Teilen der Welt erzählen konnten). Sammeln/Suchen ist also teilweise ein systematischer Vorgang, da bestimmte Faktoren bekannt sind, welche zum Ziel, und das ist das Finden, führen. 1965 nahm Kirkeby an einer Expedition nach Grönland teil, bei der es um den äußerst mühsamen und komplizierten Transport eines Meteoriten ging, den der Wissenschaftler Vagn Buchwald 1963 gefunden hatte. Er wußte, daß in einem zum großen Teil aus Wasser und Gletscher bestehenden Gebiet von 400 km² in Nordgrönland vor einigen Jahrzehnten von Peary und Rasmussen vier der äußerst seltenen Meteoriten gefunden worden waren. Buchwald: "Daher meinte ich nicht, daß man daran zweifeln könnte, daß sie alle zu demselben Eisenschauer gehörten, der vor mehreren hundert Jahren flach über die Landschaft niedergegangen war. Aus parallelen Ereignissen in Südwestafrika und Mexiko wußte ich, daß solche Schauer mehrere Dutzend einzelner Blöcke enthalten konnten.*" Buchwald fand den in der Erde steckenden, fuchsroten und 20 Tonnen wiegenden Eisenmeteoriten in der Nähe des "Friedhofs der Eisberge" - ein winziger Punkt in der sehr weißen Landschaft von 400 km². (Der wissenschaftliche Sammler findet zumeist das, was er nicht sucht, was ihn oft verärgert, weil er das, was er findet, erst später, wenn er das, was er sucht, gefunden hat, suchen wollte. Der Künstler als Sammler muß offen sein; seine Methode kann darin bestehen, das zu finden, was er nicht sucht, um über diesen Umweg vielleicht auf das zu stoßen, was er sucht. Selbstverständlich gibt es wissenschaftliche Sammler, die

---

* Bildauswahl I, Abschnitt 57 (a.a.O.).

wie Künstler vorgehen, und Künstler, die wie wissenschaftliche Sammler arbeiten.)

Der Sammler untersucht die Dinge, die er gefunden hat (Kirkeby schreibt über seine Bilder, ohne daß der Text zum Maßstab der Bilder wird - der Text ist Ausgangspunkt anderer Bilder). Untersuchen heißt, daß ein Ding in ein anderes Ding umgesetzt wird (das Ding wird Zeichnung, Bild, Text; auch das sind wieder Dinge, also Gegenstand neuer Untersuchungen). Diese Untersuchung als Umsetzung und als Verschiebung in einem anderen Bereich ist unabhängig von dem, was man weiß. Man weiß etwas, weil schon andere etwas gewußt haben (der Bildermann erhielt viele seiner Bilder von Leuten, die die Bilder von anderen Leuten erhielten - eine sehr, sehr lange Kette, die in Wirklichkeit ein Netz ist, ist denkbar - eine Kette, die bis zum ersten Menschen zurückreicht, und auch dieser könnte wieder von einer Kette erzählen). Die eigene Untersuchung ist Teil einer Kette (einer Tradition), also gilt es, diese Kette (diese Tradition) in die Untersuchung einzubeziehen, dann kann möglicherweise etwas gefunden werden, was noch nicht gefunden wurde (aus einem anderen Gesichtspunkt: man findet immer etwas, das noch nicht gefunden wurde - doch dieses ständige Finden ereignet sich außerhalb jeder denkbaren Kette). Mit anderen Worten: die Abweichung vom schon Gefundenen beruht sowohl in der Kenntnis des Gefundenen als auch vor allem in der Art und Weise, wie es gefunden wurde.

Kirkeby sammelt und sucht Bilder (in Form von Malereien, Zeichnungen, Fotos, Filmen, Objekten, Texten). Für ihn ist das Bild ein Ding, das wie alle anderen Dinge Einheiten sind, die für sich bestehen - das ist die Welt. Was untersucht er durch, mit, an seinen Bildern? Um es möglichst allgemein zu sagen (später, das ist die Absicht des Textes, wird dies nuanciert, differenziert): Kirkeby untersucht, wie Bilder entstehen, und das heißt, wie Bilder zu anderen Bildern in Beziehung stehen - das ist die Wirklichkeit. Kirkeby schrieb: Die Welt ist nicht "die Wirklichkeit".*

II

Wenn einer Bilder oder andere Dinge macht, so stellt er ein Ding in die Welt, die auch ein Ding ist, das aus einem Gefüge von Beziehungen besteht. Das Ding, das einer macht, steht mit anderen Dingen, die schon andere gemacht haben, in Beziehung. Daraus entstehen die Dinge. Anders gesagt: die bestehenden Dinge führen zu Handlungen, aus denen wieder Dinge entstehen. Wirklichkeit ist ein großer Modifikationsprozeß, der von den Dingen zu Handlungen und von den Handlungen zu Dingen führt. Zugleich ist das auch ein Teil der Welt.

Doch die Frage ist nun, was ist an diesem Modifikationsprozeß, der so etwas wie eine Metamorphose ist, erkennbar? Das ist eine Frage, die die Wissenschaft und die Kunst graduell verschieden stellen und graduell verschieden beantworten. Die Wissenschaft sucht Modelle, die systematisierbar und übertragbar sind. (Die Modelle müssen also innerhalb dessen bleiben, was eine jeweilige Generation oder Gruppierung von Wissenschaftlern verstehen kann.) Die Kunst ist selbst ein Modell, das von jeder Generation verändert wird. Ob diese Veränderung eine Entwicklung ist, hängt nun gerade davon ab, ob jene, die im Kunstzusammenhang tätig sind, erkennen, wie sich das Modell verändert (also geschieht auch hier eine bestimmte

* "Das Licht", Katalog der Ausstellung im Kunstraum München, 1978, S. 77.

Form der Systematisierung), um durch diese Erkenntnis das Modell wieder zu verändern. Doch da sich Kunst als Modell auf etwas bezieht, sucht sie sich ihren Stoff (die Künstler suchen sich ihren Stoff) immer auch außerhalb des Modelles, doch die Entwicklung reflektiert sich immer nur in der Veränderung des sich komplexierenden Modelles.

Jener, der Bilder macht, kann schreiben (wie Kirkeby), und jener, der schreibt, kann Bilder machen (wie Kirkeby). Der eine Vorgang wirkt sich auf den andern aus. Jener, der Bilder macht und schreibt, ist also nicht bildender Künstler und Literat, sondern er untersucht aus einer Wechselbeziehung, weil er für seine Untersuchungsarbeit jene Komplexität notwendig hat, die aus rückkoppelnden Prozessen (Bilder machen - schreiben - Bilder machen) entsteht.

Der Modifikationsprozeß, welcher von den Dingen zu den Handlungen und von den Handlungen zu Dingen führt, zeigt sich in der Kunst als Modell eines Modifikationsprozesses, das zugleich selber Teil der Wirklichkeit ist. Kunst ist also ein Ding, das als Modell zugleich die Beziehung zur eigenen Entwicklung und zu anderen Dingen reflektiert. (Das ist das, was sie ungewiß und in dieser Ungewißheit so faszinierend macht: ich kann sie als Ding betrachten, das, wenn ich die Sprache habe, eine Sprache hat, die über sich selbst und über die Beziehung zu anderen Dingen Mitteilungen macht. Wenn ich sie nur als Sprache sehe, dann sehe ich nicht die Bedingtheit der Sprache in den Zeichensystemen, die nicht das Ding sind. Wenn ich nur das Ding sehe, bin ich blind und taub für die Sprache, was immer der Blindheit und Taubheit meiner Sprache entspricht. - Zugleich liegt in dieser Ungewißheit eine Überdeterminierung der Kunst im Verhältnis zu dem, was die gesellschaftliche Kommunikationsform im jetzigen Zeitpunkt zu akzeptieren bereit ist. Mit anderen Worten: da Kunst als Modell sich selbständig entwickeln konnte, hat sie die Grenze dessen, was die durch die Wortsprache geprägte gesellschaftliche Kommunikationsform zu akzeptieren bereit ist, überschritten. Wirklichkeit ist als Erhalt von Kommunikationsstrukturen definierbar. Die Frage ist nun: Wem und wessen Wirklichkeit dient der Erhalt der eingegrenzten und eingrenzenden, verhärteten und verhärtenden und demzufolge ständig verhindernden Form der Kommunikation? Wer beherrscht durch diese Kommunikationsform und wer wird dadurch beherrscht?)

III

Jeder hat Worte, viele Worte. Jeder hat Begriffe, viele Begriffe (wahrscheinlich hat jeder mehr Worte als Begriffe). Jeder wird einmal - früher oder später - dazu kommen, zu sehen, daß er für viele Worte keine Anschauung hat. Er weiß nicht, wovon er spricht, obwohl er diese Worte seit Jahren und Jahrzehnten braucht. Ich glaube, daß der Bildermann (das kann der Maler, der Schriftsteller, der Filmer oder jener sein, der es wissen will) ein Leben lang auf der Suche nach diesen Anschauungen ist - er sucht Bilder, Dinge, Stoffe und Beziehungen, Verhältnisse für alle jene Worte, die er verwendet, um dadurch diese Worte und Begriffe zu verändern und zugleich neue Worte, neue Begriffe zu schaffen - ein unabschließbarer Prozeß: Blackbox um Blackbox (manchmal eher auf der Seite der Dinge, dann wieder auf der Seite der Worte).

Die Ursache dieser Suche liegt darin, daß es Worte gibt. Eine andere Ursache ist, daß der Lehr- und Lernprozeß in den weißen Gesellschaften hauptsächlich oder sogar ausschließlich über Worte verläuft (ein weißes Kleinkind wird durch Worte beruhigt, ein Indianerkind auch heute noch durch die streichelnde Hand). Ich werde mit Worten gefüttert, bevor ich sehen, denken kann. Durch die Worte lerne ich sehen und denken. Eine Unzahl von Worten wird mir ins Gehirn graviert - Worte, die alle anderen, die älter sind als ich, verwenden, und ich werde an sie angeschlossen, indem sie mir ihre Worte eintrichtern (ein neunjähriges Mädchen kommt von der Schule nach Hause, sagt einen Text auf, den es auswendig gelernt hat, und ich frage, was dieses oder jenes Wort in diesem oder jenem Zusammenhang des Textes bedeutet - es sagt, es wisse es nicht).

Per Kirkeby untersucht beobachtend, empfindend, denkend und schreibend, was in der Vergangenheit liegt, um sich eine Gegenwart und eine Zukunft zu schaffen. Er untersucht Dinge, Bilder, Worte, Begriffe, Vorgänge, Beziehungen, Ordnungsweisen, Systeme. Er will wissen, warum wir auf einer Reise Postkarten verschicken, warum das Ornament in vielen Kulturen eine so große Rolle spielt. Er untersucht den Unterschied des Lichtes bei Turner und Mondrian. Er untersucht die Funktion des Details bei Leonardos anatomischen Zeichnungen. Er untersucht, was Stil sein könnte, was Schönheit sein könnte. Er beschäftigt sich mit der Ethnologie des Alltags und fragt sich, wie wir eine nackte weiße Frau, die arbeitet, sehen. Er reist nach Mexiko, zeichnet und fotografiert altindianische Bauten und Fragmente, zugleich fragt er sich, wieso er manchmal zeichne und manchmal fotografiere. Er beschäftigt sich mit Malevitsch, Pollock, der Architektur, mit Jorn, Picabia, der Art Déco in Dänemark, mit C.F.Hill, Georges Maciunas, mit dem dänischen Bildhauer, Maler, Architekten J.F. Willumsen und noch mit viel mehr und anderem. Die Texte verstricken eine Fülle von Wissen auf eine Weise, daß immer abweichende, neue Anschauungen und Erkenntnisse entstehen. Es sind Texte, die umsichtig-liebevoll und trotzdem hocherhobenen Hauptes dahergeschlendert kommen. Es spricht der Wissenschaftler als einer, der in ausgewählten Realitätsbereichen fundiertes Wissen hat. Doch zugleich wird dieses Wissen aufgebrochen, amplifiziert, auf innovative Art neu kombiniert. Erlebnis und Wissen durchdringen sich. Die Aussage wird oft in der tastenden Empfindung, in der fragmentarisierten Erinnerung lokalisiert: eine Stimmung und ein Ort verbinden sich mit einem Gedanken. Kirkeby sucht jene Erkenntnis, die im Detail und in der Nuance das findet, was die ganze Ordnung verschiebt.

Die Auseinandersetzung mit der Vergangenheit (Gegenwart ist Handlung, also gewissermaßen eine Anwendung der Auseinandersetzung; Zukunft ist ohne Ding, also nur als Projektion der Vergangenheit denkbar) heißt, seine eigene Tradition finden, heißt, sich eine Geschichte schaffen, heißt, in der Gegenwart Beziehungen herstellen, heißt, sich fortwährend neue Spiegel schaffen, worin Vergangenes so lebendig wird, daß das eigene sich ständig verändernde Bild für Augenblicke erkennbar wird, heißt auch, aus den Worten und Begriffen, mit denen man kolonialisiert worden ist, Räume zu schaffen, aus und in denen etwas werden kann, dessen Maßstab und Wirklichkeit nicht die vorgefundenen Worte sind, heißt, das denken und machen zu können, was nicht ist, weil es erst wird. Wer will, kann die passive von der aktiven Auseinandersetzung unterscheiden: die erstere summiert und reproduziert schon Verarbeitetes (Maßstab sind und bleiben die vorgefundenen Worte), die letztere befragt die Dinge (was den Maßstab verändert).

1972 begann Kirkeby mit seinen Museumsausstellungen, die im wesentlichen aus einem Arrangement von Dingen bestanden - Dinge, die er gefunden hat, auf Reisen zusammengetragen: Dinge des Menschen (Werkzeuge, Kleidungsstücke, Stoffe, Schmuck usw.), Dinge der Tiere (Felle, Geweihe usw.), Dinge der Natur (Holzstücke, Steine usw.), aber auch Postkarten, Fotos usw. Es waren Ausstellungen, die einen ethnographischen Charakter hatten, ohne daß es um Ordnungen ging, wie sie die Wissenschaft der Ethnographie aufstellt. Das kennzeichnende Merkmal der Arrangements war die Intensität und Suggestibilität der Dingzusammenhänge - ein Erlebnisfeld wurde ausgebreitet, Assoziationsmöglichkeiten geschaffen, ohne die Dinge durch Beschriftungen in eine bestimmte Richtung zu lenken. Kirkeby sagte, daß er die Ausstellungen so machte, wie er seine Bilder male,und: "Dinge oder Bilder, deren Geschichte ich bin"*. Diese Dinge sind nicht Kirkeby - er hat die Kleider der Grönländer gesammelt, ohne sie zu verändern, er hat Hirschgeweihe gesammelt, die er nun mit den Kleidern und zusammen mit anderen Dingen ausstellt. Die Dinge bleiben diese Dinge, können in neue Verbindungen eingehen, Assoziationen auslösen. Die Sammlung ist Kirkebys Geschichte, zugleich verweisen die Dinge auf den Bereich, wo sie herstammen. Wenn ich sie anschaue, kann ich über diese zwei Aspekte nachdenken, doch erzählen mir die Dinge auch meine Geschichte(n). Kirkeby schrieb: "Ein Museum sollte in jeder Hinsicht so eingerichtet sein, daß man selbst Verbindungen und Zusammenhänge erfinden kann. Aufgabe des Museums sind die Dinge und nicht die Zusammenhänge. Dinge sind reell, Zusammenhänge abstrakt und modebestimmt. Darum fahren Museen, die eine historische, 'veraltete' Ausstellungstechnik haben, besser als die mit all dem Modernen: Photokopien, Lichttafeln und weiß Gott was. Dinge, Dinge und dann ein paar Tableaux. Die Art, in

---

* "Die Ausstellung", Katalog der Ausstellung im Kunstmuseum Luzern, 1976.

der die Dinge gesammelt werden, ist selbst Geschichte, und je klarer dieses Verhältnis hervortritt, desto freier ist man."* Deshalb sei es besser, "200 kleine mehr oder weniger vollkommene Tonfiguren sehen zu können, anstatt daß ein Museumsmann eine davon nach mehr oder weniger klaren Kriterien über das Typische auswählt"**.

Der Umgang mit diesen Dingen ist ein Umgang mit etwas Vergangenem, das Kirkeby so ließ, wie er es vorfand. Er arrangierte es, was heißt, daß er es ordnete. Doch diese Ordnungen sind nicht bekannt, sanktioniert, so daß die Dinge im Kopf zu leben beginnen. Diese Beziehung von bekannten und unbekannten Ordnungen und Systemen ist so grundlegend für die Arbeit Kirkebys, daß es notwendig ist, eine längere Passage aus seinem Text "Biographie" zu zitieren: "Ich habe immer schon gezeichnet. In den Jahren auf der Grundtvigschule bekam ich in den Zeichenstunden Unterricht vom Maler Kaj Sessingø. Druck auf die Farbkreide zu legen, die elementare Zentralperspektive, und daß man mit Linné aufpassen muß. Carl von Linné, der große schwedische Wissenschaftler, der herumgereist ist und Ordnung in den Gewächsen gehalten hat. Eine Ordnung, die uns so ins Blut gegangen ist, daß wird sie gleichzeitig mitsehen, wenn wir eine Blume sehen. Das ist ja diese und jene, die kenne ich schon, obwohl man gerade *diese* Pflanze zum erstenmal sieht. Mit Eifer und gewissem Geschick zeichnete ich das System, während ich die Pflanze 'sah'. Und es war nicht gut. 'Weg damit', explodierte der cholerische Meister, 'so hat niemals eine Pflanze ausgesehen, alle Blumen haben Besonderheiten.' Sie sind besonders, bevor sie allgemein werden. Verführt durch die farbig leuchtenden Ta-

* Bildauswahl I, Abschnitt 23 a (a.a.O.).
**Interview mit Per Kirkeby (von John Hunov), Kunstforum International, Band 25, 1/78, Seite 112.

feln in den Botanikstunden, die allgemein bis zum Glatten führten, aber auch ein wenig besonders mit ihren durchschnittenen Blüten. Und darin habe ich viele Jahre lang gewühlt. Ich habe Naturwissenschaften an der Universität studiert, obwohl ich davon geträumt hatte, Maler zu werden. Und deshalb halte ich auch Carl von Linné für einen grossen Künstler, obwohl sein System uns anderen große Qualen bereitet hat. Man muß nach einem System malen, so daß man weder seinen Intellekt noch seinen Verstand braucht. Wenn man es tut, wird alles zu kleinkariert. Dann wird es so eine Bedeutungspisserei. Man muß alles daransetzen, zu vernünftigen Systemen zu kommen - Einwegsystemen. Daß es ein großes, übergeordnetes System oder Netz oder die Ebene der Zufälle gibt, das ist etwas ganz anderes, und damit kann man nicht das gleiche machen. Aber ich war sehr stolz darauf, daß ich in Sessingø's Stunden geschickt wurde."*

IV

Die Bildauswahl I (1975)** durchblätternd: eine Reihe von Bildern von Stein-, Eis- und Wasserwüsten, alte und fremde Objekte ferner Kulturen, Hundeschlitten durchziehen weiße Ebenen, altmodische Wasserflugzeuge fliegen an schroffen Felshängen vorbei, sich waschende Indianerfrauen, ein Blumen pflückendes nacktes Mädchen, überhaupt Frauen - die Bilder packen, fesseln; es sind primäre (sehr heiße oder sehr kalte) Bilder, die jene Gehirnteile reizen, wo immer einer flüstert: Sag dem Abenteuer, daß ich komme. Es sind deshalb primäre Bilder, weil sie die Kraft jener Suggestion haben, die dem Wunsch Gestalt gibt.Nach dem Lesen der ergänzenden Texte werden die Bilder in jene Nähe gerückt, die immer dann auf-

---

* "Biographie", in "Fliegende Blätter" (a.a.O.)
**"Fliegende Blätter" (a.a.O.)

taucht, wenn etwas eine Lösung gefunden hat. Später dann, wenn die Texte verblaßt sind oder nur noch bruchstückweise vorhanden, erscheinen die Bilder anders: objektivierte Blöcke, fraglose Wirklichkeiten, in sich selbst ruhende Dinge, die, ob ich dieses oder jenes denke und empfinde, so bleiben, wie sie sind. Sie werden von jener Ferne und Distanz gepackt, die jedes suggestive Bild dann hat, wenn alle möglichen Erklärungen durchgespielt sind, ohne dem Bild etwas anhaben zu können. Hunger nach Wirklichkeit stellt sich ein, Teil des Bildes sein, in das Ding und in die Ferne fallen, dort sein - und diese Vorstellung läßt meine Bilder so lebendig werden, daß der Kopf dort ist.

Die Bilder stammen teilweise von Reisen, die Kirkeby nach Mexiko zu den Tempelbauten und Indianern, nach Grönland, in das sowjetisch-zentralasiatische Gebiet unternahm. Es sind Bilder eines Forschungsreisenden, der Menschen, Gegenstände und Landschaften empfindend und denkend erlebt, fotografiert und zeichnet. (Lévi-Strauss: "So sehe ich mich als Reisenden, als Archäologen des Raumes.") Teilweise sind es Fotos anderer Forschungsreisenden - Lauge Koch, der Grönlandforscher, fliegt über das Land der Eisbären. Kirkeby las in seiner Jugend Kochs Bücher.

Die Reihenfolge der Bilder ist nicht von der Absicht bestimmt, über die einzelnen Reisen Rechenschaft abzulegen. Die Bilderreihe spricht selbst - eine entdeckerische Vagabondage durch die Serie, die in den einzelnen Abschnitten durch Ähnlichkeiten, Entsprechungen oder Kontrast gebildet ist: Eisbären im Weiß des Schnees und mexikanische Hochhäuser, sich im Fluß waschende Indianerfrauen und ein nacktes Pin-up-girl, der Dom von Maria Laach mit seiner massiven und doch nicht lastenden Architektur und sechs Mädchen mit ähnlich ornamentierten Kleidern in einer leichten Früh-

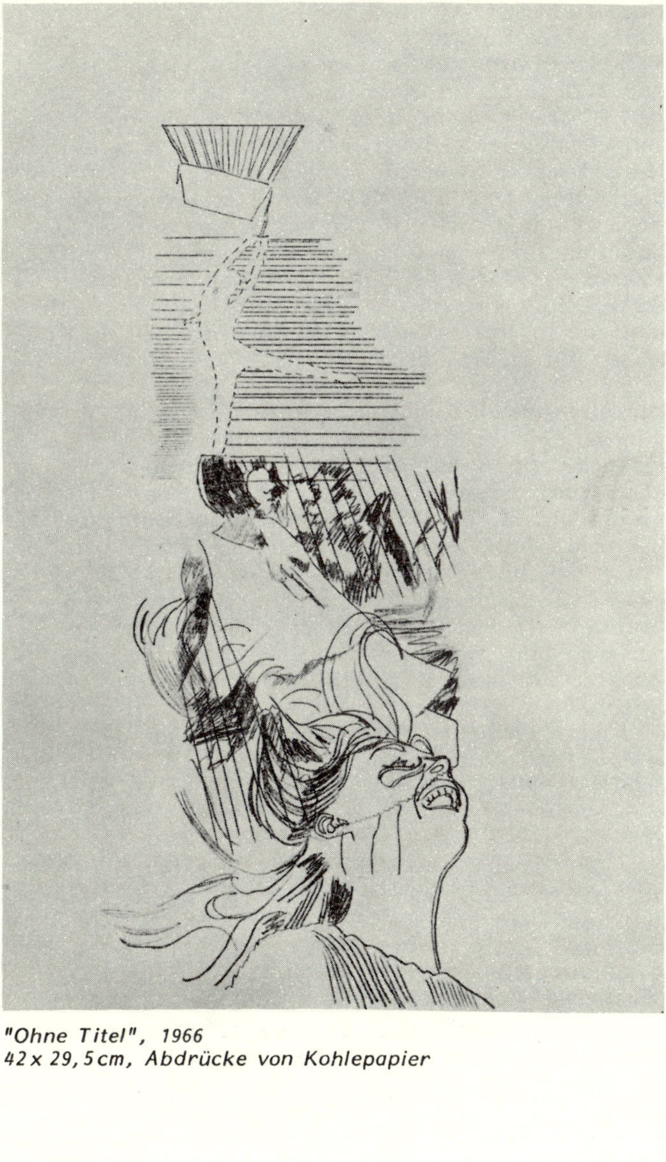

"Ohne Titel", 1966
42 x 29,5 cm, Abdrücke von Kohlepapier

lingslandschaft. Andere Kategorien könnten sein: sanft-klare Rundheit und verwischende Endlosigkeit, der Nahblick, in dem das konturierte Detail zur Welt wird,und die Totale, die sich virtuell über den Bildrand hinaus so fortsetzt, daß keine Grenzen vorstellbar werden, die zeichnerisch tastende Unbestimmtheit und die fotografische Präzision und Massivität des Bildes. Was immer gesehen wird: in der Serie der sechzig Bilder ist etwas angelegt, das viele und komplexe Assoziationen hervorruft, so daß der Betrachter zum Forscher wird. Auch diese Bilder sind die Geschichte Kirkebys - doch sind sie so stark Dinge geworden, daß sie mir Raum lassen für meine Geschichte(n).

Kirkeby schreibt im Text zum Berner Katalog(1979) von der Serie als Methode der Reihung von disparaten Erfahrungen. Im Zusammenprall der Teile kann plötzlich etwas sichtbar werden, das nicht erwartet wurde, da die Serie eine Gesetzmäßigkeit hat, die keiner bekannten Ordnung entspricht. Die schon bekannten, besetzten Bilder werden im seriellen Ablauf, bei dem sich Nachbilder und Nachnachbilder mit aktuellen Bildern vermischen, zu einem Erlebnisfeld, das das Bekannte mit Unbekanntem anreichert, um ein bisheriges System der Anschauung plötzlich unwichtig werden zu lassen, weil ich mich in der Hingabe verliere, um die Fülle der Möglichkeiten und Kombinationsweisen so zu erleben und zu denken, daß ich, um es so zu sagen, nicht mehr weiß, was ich zu wissen meine.

Lévi-Strauss, dieser Forscher, der reiste, um Bilder zu sammeln, die die Bücher vor ihm noch nicht kannten, schrieb: "Die Suche nach den Entsprechungen ist weder dichterisches Spiel noch Mystifizierung. Sie eröffnet dem Wissenschaftler im Gegenteil ein neues Feld, dessen Forschung ihm die reichsten Entdeckungen verspricht. Wenn die Fische - wie die Ästheten - die Gerüche in hell und dunkel einteilen, und wenn die Bienen die Stärke des Lichts in Begriffen des Gewichts erfassen, so daß die Dunkelheit schwer, die Helligkeit leicht ist, dann sollten uns die Werke des Malers, des Dichters und des Musikers, die Mythen und Symbole der Wilden wenn nicht als höhere Formen der Erkenntnis, so doch als die fundamentaleren, als die einzig wirklich gemeinsamen erscheinen."*

V

In einem Heft über die dekorative Kunst zu Beginn des 20. Jahrhunderts in Dänemark** (auch Kirkeby arbeitete daran mit - er setzt sich immer wieder mit der Vergangenheit seines eigenen Landes auseinander, das ist die Arbeit mit dem Raum und durch die Raumlagen der eigenen Geschichte) ist ein Bild (1923) des dänischen Künstlers J.F. Willumsen reproduziert: ein Bild im Bild zeigt das Fresko einer Figurenkomposition, über das helle Linien (Senkrechte, Halbkreise, Diagonalen) gezogen sind, welche das Kompositionsschema verdeutlichen. Vor diesem Fresko sitzt ein Mann - es ist der Kunsthistoriker Wilhelm Wanscher, so sagt es der Bildtitel. Von seinem Herzen aus führt ein verkleinertes Modell der hellen Linien des Schemas in den Raum hinaus - ein gespenstisch-schwebendes Ding. Dieses Kompositionsschema ist sein Bild des Bildes - eine Möglichkeit, eine Idee. Es sind je nach Anschauung und System hundert und tausend andere Schemata denkbar, wie das Bild hundert und tausend andere Bilder auslöst und selbst schon auf hundert und tausend anderen Bildern beruht.

---

* Claude Lévi-Strauss, "Traurige Tropen", Berlin/Köln, 1970, S.82
**"Hus-Billede-Dekoration" von Troels Andersen, Per Kirkeby, Allan de Waal, Architektens Forlag, Copenhagen, 1978

Der Kunsthistoriker Wilhelm Wanscher hat nach seinem System Faktoren eines Bildes gesucht, um daraus sein Bild zu machen. Er hat analysiert, berechnet, kalkuliert. Kirkeby schrieb: "man kann nichts hervorbringen, ohne zu planen. Der Plan für die Gesellschaft kann diese Planlosigkeit besitzen, die so vital ist. Ein Mensch kann aber nicht Planlosigkeit planen, man kann nur planen*." Vagn Buchwald fand den Meteoriten, weil er die Faktoren, die er kannte, so kalkulierte, daß er annehmen konnte, im berechneten Raum das vom Himmel gefallene, rote Eisenstück zu finden. Kalkulation der Faktoren schafft beim Bildermachen die Voraussetzung, daß aus einem gegebenen Bild ein anderes entstehen kann, vielleicht ein noch nie gesehenes, bisher unbekanntes. Der wichtigste Faktor ist, daß es immer schon Bilder gibt, eine Unmenge von Bildern aller Art. Und alle diese Bilder beziehen sich aufeinander, weil jedes Bild aus einem anderen resultiert. Jener, der Bilder macht, weiß oft nichts vom Ursprung, und wenn er es weiß, gibt er es selten preis, weil er die Abweichung sucht, jene Nuance, die sein Bild spezifisch macht; er beschützt dadurch die Einmaligkeit und Individualität seines Bildes; er weiß von der Ungleichheit des Ähnlichen; er weiß, daß die Herkunft nicht sein Bild erklärt.

Kirkeby arbeitet bewußt mit der Herkunft. Er kalkuliert die Abweichungsmöglichkeiten zwischen Vorlage und seinem Bild. Er thematisiert den Unterschied, er thematisiert die Bildentstehung als Prozeß zwischen Vorlage und Neulage. Bei seinen Aquarellen legt er über bestehende Bilder (aus Zeitungen, Illustrierten, Comics usw.) Transparentpapier; die durchschimmernden Formen der Vorlage, im stofflichen Sinne als Unterlage evozieren Neulagen, die mit den ursprünglichen Bildern nicht

---

* "Eine Architekturgeschichte", Katalog München (a.a.O.), s.82.

viel zu tun haben müssen. Die Vorlage hat eine Anreizfunktion, sie gibt als Unterlage etwas vor - es ist, wie wenn man etwas anschaut und sich deshalb auf eine bestimmte Weise etwas anderes vorstellen kann. - Bei den Modifikationen ist die Vorlage ein bestehendes Bild, das Kirkeby leicht verändert, indem er Teile davon übermalt. Die Vorlage ist stoffliche Unterlage, die durch andere Schichten überlagert wird.Die ausgewählten Bilder sind zumeist so etwas wie landschaftliche Arrangements des Wunsches, geglättete Schönheitsprojektionen, sanft-verwaschene Tagträume mit unscharfen Rändern, Sehnsuchtsblicke auf ruhig-idyllische Landschaften imaginärer Vorzeiten (zumeist sind sie menschenlos, was für diese Bilder charakteristisch ist). In diese Landschaftsbilder hinein setzt Kirkeby Architektonisches; er erweitert die Landschaft um einen Hügel, er akzentuiert, lotet aus, ohne starke Eingriffe vorzunehmen. Er geht sehr behutsam mit den Vorlagen um - das Bestimmte wird durch Unbestimmtes ergänzt, manchmal traumähnliche Luftarchitekturen mit einer "staubhaften Stofflichkeit des Lichtes". In eine ruhig-sanfte Wald-Wiesen-Landschaft setzt er eine altindianische Stele mit Ornamenten, die auf die Ornamentik der Baumblätter verweisen; ein Hügel kann zu einem Lufttempel werden - und immer sind diese Motive auch in anderen Bildern und Zeichnungen Kirkebys zu finden. Im Gegensatz zu Asger Jorns und Enrico Bajs Modifikationen - mit den drohenden Fratzen und schrecklichen Gnomen, mit den expressiv-gewalttätigen Verunstaltungen des vorgefundenen Menschenbildes - sucht Kirkeby den Wunsch- und Sehnsuchtscharakter der vorgefundenen Bilder zu verdeutlichen - die transparenten Lichtburgen kehren gewissermaßen den Wunsch nach außen. Kirkeby stülpt um und artikuliert die Wirklichkeit des Wunsches - jene Wirklichkeit bestimmter innerer Kräfte, die die Maler der Vorlagen durch die Reproduktion alter Bilder (Vorstellungen), also durch eine Phantomisierung des Wunsches im Bild der Idealprojektion der Vergangenheit ablocken und für die Zukunft unschädlich machen.

Das Essay eines anderen Gedankens: Das Bild ist ein Ding, das aus Handlungen entsteht. Im Verhältnis zur Wirklichkeit außerhalb des Bildes, zu Handlungen zwischen Menschen ist die Bildschaffung immer auch eine Wunschhandlung. Ich handle und daraus entsteht ein Ding, weil ich nicht so handeln kann, wie es zwischen Menschen möglich ist. Wenn ich ein Bild übermale, reagiere ich auf die Handlung eines Menschen. Ich stelle seiner Handlung meine Handlung gegenüber. Seine Handlung bedingt meine Handlung. Es ist wie ein Dialog, wenn auch der Partner nur in Form des Dinges anwesend ist, das er gemacht hat. Ich glaube, daß Kirkeby mit diesem Menschen spricht, wenn er das Bild ergänzt, welches mit Kirkeby spricht, wenn er malt, so daß eine Kommunikationssituation entsteht, die jener Wunschhandlung entspricht, wie sie für das Bildermachen charakteristisch ist. Im Falle von Kirkebys Modifikationen heißt das, daß sich zwei Wünsche auf einer Fläche treffen, ohne sich zu finden, da die Rückkoppelung über das Bildding geschieht und nicht über den unmittelbar agierenden und reagierenden Menschen. Es geht ein Riß durch das Bild hindurch, durch jedes, ob sichtbar oder unsichtbar - das ist die Tragödie des Bildermannes.

Seit 1967 macht Kirkeby jährlich ungefähr 30 Bilder auf Hartfaserplatte im handelsüblichen Format von 122 x 122 cm; es gibt aber auch Verdoppelungen und Halbierungen dieses Formates und seit wenigen Jahren auch Bilder mit ganz anderen Formaten und anderen Malgründen. Ausschlaggebend ist die indifferente Dinglichkeit des Malgrundes, die neutrale Präsenz, was der Methode der Serie entspricht. Kirkeby arbeitet mit Malstoff, der vorhanden ist: Acryl-, Lack-, Ölfarben, Fettkreiden usw.

Die Bilder wirken, als wären sie in einer Serie schneller Strich- und Fleckenhandlungen entstanden: impulsiv, spontan, hingeworfen - ein Abenteuer der Atemlosigkeit. Die Bilder gründen auf dem Prinzip der Schichtung, so daß die als Summe sich überlagernder divergierender und kohärierender Strukturen betrachtet werden können. Zwischen den einzelnen Schichten liegt die Atempause der Reflexion, des kalkulierten Einsatzes verschiedener Strukturen: Linien und Flecken, konstruktive und impulsiv-freie Lineamente, beinhaltende und rein malerische Flecken. Dabei hat diese Trennung bestenfalls einen didaktischen Wert. Denn jeder beinhaltende Fleck definiert im Umfeld die sogenannten rein malerischen. Wenn also ein Fleck als menschliche Figur lesbar ist, wird der benachbarte Fleck zwangsläufig zum Vorder- oder Hintergrund. Die impulsiv-freien Lineamente können ebenso konstruiert sein, wie die konstruiert wirkenden impulsiv-frei entstanden sein können.

Was so schnell hingeworfen, impulsiv und spontan wirkt, gründet auf einem Höchstmaß an Kalkulation. "Die Dinge in konstanter Bewegung halten", sagt Kirkeby*. Was heißt: ein Komplexionsfeld schaffen, das für das wortsprachliche System mit seiner Entweder-Oder-Struktur nicht faßbar ist.

Doch vorerst schafft die Malerei keine Systeme, sondern besteht aus der Stofflichkeit der Farben und dem Stoff des Malgrundes. Die verschiedenen Anordnungen des Malstoffes werden für die Lesearbeit zu einer Struktur, die sowohl für sich etwas ist als auch abhängig von meinen (des Lesen-

---

* "Du vergißt, dennoch erinnere ich mich", in "Fliegende Blätter" (a.a.O.)

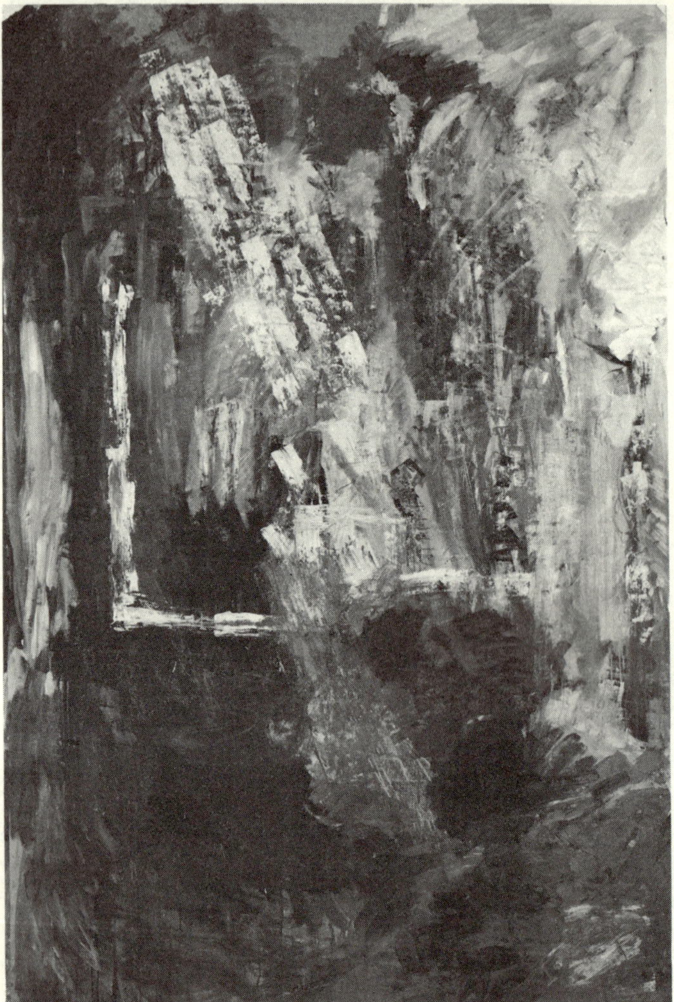

"Ohne Titel", 1977
210 x 137cm, Oel auf Leinwand

den) Kenntnissen. Ich lese in Kirkebys Bildern: Flecken und Linien, realistische Abbilder, Zeichen und Symbole. Manchmal kann sich ein realistisches Abbild zu einem Symbol verwandeln, ein Fleck wird zum Zeichen, und am anderen Tag, wenn ich das gleiche Bild wieder sehe, wird, was vorher Abbild war, zum Fleck. Meine Sichtweise und Lesearbeit ist deshalb so schwankend, weil die Bilder so komplex sind. Das Bild ist ein Ding, das nicht schwankend sein kann. Der Leser ist es, der schwankt. (Derjenige, auch diese Möglichkeit ist da, der das Bild ein für allemal identifizieren will, kann dies tun. Doch identifiziert er nicht das Bild, sondern Teile davon in seiner Anschauungsweise.)

Weir Mitchell ist ein Mann, der mit Peyote Experimente machte. Er beschreibt solche Schwankungen als Reise durch sein Bewußtsein, und merkwürdig ist, daß in seiner Beschreibung Motive gewisser Bilder Kirkebys erscheinen, aber noch bestürzender ist, daß Mitchells Bilder die Stimmung gewisser Bilder Kirkebys wiederzugeben scheinen: Bei seinem Eintritt in die andere Welt sah Mitchell einen Schwarm von "Sternpunkten" und was aussah wie "Bruchstücke von buntem Glas". Dann kamen "zarte, schwebende, dünne Schichten von Farbe". Diese wurden verdrängt von einem "jähen Schwall zahlloser weißer Lichtpunkte", die durch das Gesichtsfeld sausten. Das nächste waren Zickzacklinien sehr heller Farben, welche sich irgendwie in schwellende Wolken von noch leuchtenderen Tönungen verwandelten. Nun tauchten Gebäude auf und dann Landschaften, unter anderem auch ein reichverzierter gotischer Turm mit verwitterten Statuen in den Türwölbungen und auf Steinkonsolen. "Während ich hinsah, bedeckten oder behängten sich jeder vorspringende Winkel und Sims und sogar die Flächen der Steine, dort, wo sie aneinanderstießen, allmählich mit ganzen Büscheln von etwas, das riesiege Edelsteine zu sein schienen, aber ungeschliffene, von welchen einige eher aussehen wie eine Fülle durchsichtiger Früchte... Alle schienen ein inneres Licht zu besitzen." Der gotische Turm wich einem Berg, einem Felsgipfel von unvorstellbarer Höhe, einer riesigen, aus Stein gehauenen und über den Abgrund vorragenden Vogelklaue, einem endlosen Entfalten farbiger Behänge und einem Hervorspringen von noch mehr Edelsteinen. Zuletzt ergab sich der Anblick grüner und violetter Wellen, die sich an einem Ufer "mit Myriaden von Lichtern in denselben Farbtönen brachen"*.

Kirkeby schrieb: "Eine Vision, die über das einzelne Bild hinausreicht. Die Pop-Kunst eine halbe Sekunde, bevor sie Konvention wurde, erlebt zu haben. Ich entsage dem Bild, wenn es sich dabei nur um den Traum von der autonomen Abstraktion handelt. Ein Bild ohne intellektuellen Überbau ist nichts. Nicht notwendigerweise literarisch in der einfachen Bedeutung. Es soll jedoch verantwortlich sein und nicht nur unschuldig"**. Wichtig an dieser Aussage ist, wie gleichzeitig auf die Vision (das bildsprengende Bild) und den intellektuellen Überbau verwiesen wird, was notwendigerweise zur Verantwortlichkeit, und das heißt, zur Behaftbarkeit und Verbindlichkeit führt.

Wenn bei den Malereien das scheinbar rein Spontane sich als Resultat der Kalkulation erweist, so wird bei den Backsteinobjekten eine andere Methode sichtbar: das scheinbar rein Kalkulierte schließt die Abweichung nicht aus, obwohl auch sie kalkuliert werden muß. Der Backstein ist das Strukturelement des Objektes; er ermöglicht in der Schichtung, bei der ein Element den Traggrund des anderen bildet, keine beliebigen Formen. Der ganze Aufbau muß klar vorausberechnet werden – größt-

* Zitiert nach Aldous Huxley "Die Pforten der Wahrnehmung – Himmel und Hölle", München 1970, S.68
**Bildauswahl I, Abschnitt 49 (a.a.O.).

mögliche Kalkulation. Beim Backsteinhaus, das Kirkeby 1973 zusammen mit dem Maurermeister Lyngbak in Ikast, Jütland baute, wird die Horizontalschichtung der Backsteine durch Diagonal- und Vertikalschichtungen unterbrochen. Verschiedene Schichtungsprinzipien an einem Bauwerk, und das Haus steht, bildet eine Einheit. Aus einem Backsteinbauwerk kann ein Bild werden. Im Kunstmuseum Luzern baute Kirkeby 1976 ein Gebilde, das wie eine Sphinx aussah, um den Aspekt von konstruiertem Bauwerk und Bild in der Idee der Sphinx zu thematisieren. Bei den sechs scheinbar gleichen Objekten (Kirkeby baute sie 1977 im Museum Folkwang Essen), welche wie Säulen aussahen, war die Detailkonstruktion so verschieden, daß von Gleichheit nicht die Rede sein kann. Prinzip und Abweichungen, Serie und Differenzen, Gleichartigkeit und Unähnlichkeiten.

Die Malereien und die Backsteinbauwerke zeigen, daß das, was spontan wirkt, immer auf bestimmten bekannten oder nicht bekannten Ordnungen gründet. Spontaneität ist also weder ordnungsbrechend noch ordnungschaffend. Es ist die Kalkulation, die sowohl Ordnungen schafft als auch Ordnungen durchbricht, um in diesem Augenblick andere, unbekannte Ordnungen hervorzubringen. Spontaneität ist eine Kategorie der Zeit: die Schnelligkeit des Pinselstriches, die Schnelligkeit der Antwort, ohne daß in dieser Schnelligkeit etwas liegt, das mehr oder weniger Erkenntnis ist.

Kirkeby arbeitet mit verschiedenen Methoden der Bildfindung als Dingschaffung, um zu untersuchen, wie die einzelnen Bilddinge in Beziehung zur eigenen Möglichkeit (Medium, Tradition, Vorlage) und zu dem, was als Heuristik in den Bilddingen liegt (bekannte und unbekannte Ordnungen), wirklichkeitsschaffend sind.

Er verwendet:

- das mechanisch kodifizierende Bild des Fotoapparates
- (die in der Serie gereihten fotografischen Bilder zeigen die Unterschiede: "mehr" oder "weniger" Wirklichkeit, "andere" Wirklichkeit - und immer ist es das gleich funktionierende mechanische Auge des Fotoapparates, das das Bild fixiert);
- das visuell-manuell kodifizierende Bild der Abzeichnung eines Gegenstandes (Maßstab ist der Gegenstand);
- das stärker kodifizierende Bild als Ergänzung eines bestehenden Bildes bei den Modifikationen (die stärkere Kodifikation macht zugleich das sichtbar, was in den scheinbar weniger stark kodifizierten Vorlagen liegt - verdeckte Künstlichkeit wird zur offensichtlichen Künstlichkeit und zugleich zeigt sich die Funktion der Verdeckung und der Inhalt des Verdeckten);
- das stärker kodifizierende Bild bei der "Transparentierung" der Aquarelle (die Neulage als kalkulierte Abweichung von der Vorlage);
- die Annäherung an die reine Kodifikation bei den Malereien und den Backsteinobjekten (Komplexierung von bekannten und unbekannten Ordnungsweisen und Systemen).

Und er braucht den Text, um über die Beziehungen zwischen den verschiedenen Bildarten und Kodifizierungsweisen zu reflektieren. Je stärker, reiner die Kodifikation ist, desto wichtiger wird die Planung und Kalkulation. Mit anderen Worten: um so mehr sich das Bild von dem löst, was der Fotoapparat als Bild produziert, desto größer und wichtiger werden bei der Schaffung der Bilddinge die Denkanteile.

VI

Ich glaube, daß Kirkeby nicht die andere Form will,

sondern die andere Haltung, welche aus der Permanenz wechselnder Fragestellungen Verfügbarkeit sucht, die aus einem Gedanken einen anderen Gedanken entstehen läßt, aus einer Handlung eine andere Handlung, aus einem Ding ein anderes Ding - die Permanenz der Umordnung, und in jeder Phase, in jeder Situation wird wieder Verantwortung gesucht.

Ich glaube, daß Kirkeby keine Kunst sucht, sondern über und mit dem Bild das, was Leben genannt wird, welches weder reine Natur noch reine Zerebralität ist - etwas, das zwischen Ding und Denken, zwischen Bekannten und unbekannten Ordnungen pendelt und das in jedem Zustand sowohl Intensität als auch Erkenntnis sucht - Erkenntnis, die im Bild über das Bild hinausführt, zur bildsprengenden Vision wird, und Erkenntnis, die im Text das wortsprachlich Denkbare erweitert. Das Versuchsfeld dieses Unternehmens wird Kunst genannt.

1979

ANMERKUNGEN VOR DEN BILDERN PENCKS

Nach Tagen vor den Bildern. Es ist schwierig bis unmöglich, die einzelnen Beobachtungen zu Sätzen zusammenzufassen, die auf genaue Weise verbinden und abstrahieren. Es ist schwierig bis unmöglich vom Sehen her, das immer Sache einzelner Situationen ist, zu Sätzen zu gelangen, die für die verschiedensten Situationen gleichermaßen gültig sind.Wenn in einem Bild oder in einer Bilderreihe der Raum durch die Fläche erzeugt wird,wird in einem anderen Bild oder in einer anderen Bildreihe der Raum körperhaft, perspektivisch gebaut. Wenn bei einzelnen Bildern oder Bilderreihen die malerischen Momente nicht wichtig sind, so sind andere Bilder oder Bilderreihen stark malerisch geprägt. Was bedeutet, die Bilder können nicht einfach nach den Kriterien des Handwerks der Malerei abgesucht werden,um Annäherungen oder Abweichungen zu finden,die diese Bilder kennzeichnen.

Eine bestimmte Beobachtung, die sich vor einem Bild oder vor einer Bildergruppe entwickelt,kann durch ein anderes Bild oder eine andere Bildergruppe wieder soweit in Frage gestellt werden, daß auch das Gegenteil zutrifft.

Beobachtungen gelten nur für die beobachtete Situation (für das betreffende Bild). Sobald Sätze gebildet werden, die einen niederen oder hohen Abstraktionsgrad aufweisen, um verbindende Elemente festzuhalten, erweisen sie sich als ungenau, beliebig oder falsch.

Mein Ausgangspunkt bezieht sich auf das Problem, daß der Maler das Gegebene wahrnehmen, sehen, erkennen muß. Für den Maler ist das Gegebene, die grundlegende Voraussetzung, die Fläche des Bildträgers. Seine Arbeit ist im wesentlichen eine

Arbeit an dieser Fläche, mit ihr, gegen sie. Die Fläche erzeugen heißt Halt suchen, Haltung, indem ein Gegenstand geschaffen wird, bei dem Gegebenes (die Fläche des Bildträgers) und Gesetztes (die Flecken) sich einander annähern (Annäherung ist nicht Deckung - die Fläche als Quelle, aus der sich durchkreuzende Wellen kommen), um als virtuell geschlossenes System von etwas handeln und sprechen zu können, das außerhalb ist. Diese Sätze sollen einmal so stehen bleiben. Es wird darauf zurückgekommen, um zu fragen, wie das bei P. ist.

P. ist nicht Maler, der die malerische Attitüde in den Vordergrund stellt. Er verwendet die Malerei, er setzt sie ein, er spielt mit ihr (hin und wieder, es ist eher selten, ist dieses Spiel fast zärtlich, als sei er von etwas gepackt worden, das er sonst nicht will; die Antwort ist dann manchmal im Bildtitel zu finden). Er scheint der Malerei gegenüber mißtrauisch zu sein. Genauer ist, er scheint der rein malerischen Problematik gegenüber mißtrauisch zu sein. (Gerade weil P. der rein malerischen Problematik gegenüber mißtrauisch zu sein scheint, stellt sich die Frage, was zeigt sich?) Zugleich ist die Wirkung seiner Bilder stark malerisch, auch dort oft, wo er nur Schwarz und Weiß einsetzt. Doch das malerische Moment ist zumeist nicht so, daß man den Bildern verfallen kann (obwohl es auch diese Bilder gibt). Sie packen und stoßen wieder ab. Eine Doppelbewegung zwischen Darinsein und Distanzierung. Die Spannung von Bildinnerhalb und Bildaußerhalb auf der Ebene der direkten Wirkung.

Die Bilder haben oft den Charakter von Geschriebenem. Schnell und klar gesetzte Linien und Flächen. Funktionale Setzungen, die sagen "dies ist", "dies ist jetzt und hier." Wenn man schreibt, muß man nicht die Linien suchen. Man sucht die Gedanken, die Abfolge der Worte. Schreiben selber ist dann zumeist schnelles und klares Setzen der Linien. Denken, Sich-Vorstellen ist ein Vorgang, und Schreiben ist ein Vorgang. Es soll nun nicht behauptet werden, daß der Vorgang bei P.'s Bildern voll und ganz analog zum Schreiben erfolgt. Das Prinzip ist ähnlich. Wenn wir schreiben, setzen wir ein Zeichen nach dem anderen. Wir bilden eine Fläche, bei der sich die Zeichen nicht überschneiden. Ganz ähnlich ist es bei vielen Bildern von P.: die Zeichen bilden eine Fläche, sie überschneiden sich nicht (obwohl es Bilder gibt, das muß betont werden, wo sich die Dinge und Figuren überschneiden). Die Zeichen sind oft additiv gesetzt, eines nach dem andern, flächenfüllend. Dabei muß auch diese Beobachtung wieder relativiert werden. Zumeist sind es keine reinen Additionen. Es gibt "Großbuchstaben" neben "Kleinbuchstaben", also durch ihre Größe und ihren Ort wichtigere Zeichen neben kleineren und unscheinbareren Zeichen. Dabei hat, ob klein oder groß, jedes Zeichen die gleich klare Präsenz. Ein weiteres Moment, das mit Schreiben zu tun hat, ist die Wiederholung der Zeichen. Er erscheinen seit den frühen Zeichnungen (Anfang der sechziger Jahre) immer wieder ähnliche Zeichen eines Grundvokabulars. "Ähnlich" heißt, daß eine Verwandtschaft in der Erscheinung besteht. Doch wichtig sind dabei die Unterschiede der ähnlichen Zeichen in sich selbst und durch den Wechsel der Konfiguration, des Umfeldes, der Umwelt.

Anzumerken ist in diesem Zusammenhang, daß es bei P. kaum eine stilistische Entwicklung gibt im Sinne einer linearen Bewegung von unrein-kompliziert zu rein-komplex oder von realistisch zu reduktiv. Die erste Berner Ausstellung von 1975 zeigte das Prinzip des sich durch Unterschiede strukturierenden Feldes der Gleichzeitigkeit, also zum Beispiel das realistisch-körperhafte Bild neben dem reduktiv-flächigen oder beide Sicht- und Denkweisen in einem Bild vereint.

Um P.s Tätigkeit zu kennzeichnen, soll hier vom "konzeptuellen Bild" die Rede sein. Das konzeptuelle Bild ist sich bewußt, sprachähnlich zu funktionieren. Es gründet in Begriffen und es bildet Begriffe, es kommt von einem System her, und es erzeugt ein System. Das Bildliche und das Sprachliche. Ich glaube nicht, daß sich in unserer Gehirntätigkeit (Bewußtsein) bildliche Begriffe von sprachlichen Begriffen fein säuberlich separieren lassen. Das Bildmoment und das Sprachmoment ist etwas Gleichzeitiges und Untrennbares (obwohl man analytisch, was heißt um eine Hypothese, ein Axiom zu bilden, wie etwas vor sich geht, das eine scheinbare vom anderen trennt). Das konzeptuelle Bild untersucht die Funktionsweise des Bildes. Es ist ein kalkuliertes Zeichenfeld, das unser Gehirn (Bewußtsein) als Ort, wo das Bild ist, nach seinem Funktionieren befragt. Welche Kategorien, Begriffe, Ordnungsweisen, welche Verstehensweisen stehen zur Verfügung? Und was machen diese Kategorien, Begriffe, Ordnungsweisen, Verstehungsweisen mit diesem Zeichenfeld (die Frage nach der Welt)?

Das konzeptuelle Bild ist dann unmoralisch (unkünstlerische), wenn es ohne Einsatz des Künstlers beliebiges Spielfeld ist. Ein zielloses Bild ist kein konzeptuelles Bild. Wo ein Ziel, eine Vision ist, ist Einsatz, ist Haltung.

Das konzeptuelle Bild ist Haltung. Man hat ein bestimmtes Programm, bestimmte Verhaltensweisen herausgebildet. Man weiß etwas. Man denkt. Man ist in einem bestimmten Lebensraum und macht bestimmte Wahrnehmungen. Man macht sie nicht nur, man erleidet sie. Man wird zur Wunde der erlittenen Wahrnehmungen. Die Frage der Veränderung erzeugt Haltung. Die Frage der Veränderung fragt nach der Funktionsweise von etwas.

"Ohne Titel", 1984, 150 x 200 cm, Kunstharz auf Wellpappe (Abbildung). – Die Dinge, Figuren, Zeichen arbeiten miteinander, sie stehen miteinander in Austausch, sie haben miteinander zu tun. Sie verweisen untereinander auf Verwandtschaften, Ähnlichkeiten, Zusammenhänge. Doch sobald der Versuch gemacht wird, einen Satz zu bilden, der für alle erscheinenden Dinge und Zeichen gültig ist, erweist er sich in der Beobachtung als falsch. Wenn gesagt wird, es erscheinen geschlossene Formen mit einem Binnengeschehnis, zeigt es sich, daß auch offene Formen erscheinen. Wenn gesagt wird, daß die Elemente der Binnengeschehnisse sich ausserhalb der Figuren wiederholen, so ist das nicht ganz falsch, aber auch nicht richtig. Es gibt ähnliche Elemente, die auch außerhalb der Figuren auftauchen. Wenn im Innern des Kopfprofiles zwei schwarze Punkte erscheinen, und wenn zwei scharze Punkte auch am oberen Bildrand auftauchen, so reagiert das Auge/Gehirn blitzschnell, indem er einen Zusammenhang herstellt. Doch wenn wieder geschaut wird, zeigen sich Unterschiede. Die schwarzen Punkte im Innern des Kopfprofiles sind Augen. Doch das ist nicht möglich, denn wenn der Kopf nach rechts gerichtet ist, sieht man ja nur ein Auge. Das kurze Spiel mit dem Gedanken an Picassos Mehrfachsichten: der Kopf gleichzeitig im Profil und en face. (Sprache macht möglich.) Doch wird noch etwas anderes sichtbar, die zwei schwarzen Punkte liegen auf einer weißen Ellipse, als wären sie Brennpunkte. Und da sind auch noch die Zusammenhänge mit den anderen Zeichen im Innern des Profiles. Zwei weiße Punkte (als Nasenlöcher), zwei horizontale Flächen (als Lippen), auf Stirnhöhe ein weißer Punkt, der mit den zwei weißen Punkten (Nasenlöcher) ein Dreieck bildet, so daß man nun zwei geometrische Formen sehen kann, die einander durchdringen: die horizontale Ellipse und das vertikale Dreieck. Da ist auch die Verwandtschaft der zwei weißen Punkte mit den zwei schwarzen Punkten. Man kann sie zusammen als Viereck lesen. Der weiße Punkt auf der Stirnhöhe isoliert sich in diesem Fall, er wird herausgehoben, er wird kostbar. Der plastisch gemalte Kopf unten links mit dem Zeichen in der Mitte der Stirn weist eine verwandte Eigenschaft auf.

Es wurden nun Hypothesen gebildet, wie die zwei schwarzen Punkte im Innern des Kopfprofiles gesehen werden können. (Ich sehe noch andere Möglichkeiten, doch lassen wir das.) Sichtbar wird, daß die Wahrnehmung abhängig ist von den Gestaltblöcken, also von Einheitsbildungen (Dreieck, Viereck, Augen, Gesicht). Der Ausgangspunkt war hier das Verhältnis der zwei schwarzen Punkte als Binnenform des Kopfprofiles zu den zwei schwarzen Punkten am oberen Bildrand. Die zwei schwarzen Punkte im Innern des Kopfprofiles werden spezifisch durch ihre Beziehungen in ihrem Umfeld, was heißt, wie einer diese Beziehungen setzt, wahrnimmt, welche Hypothesen er zu bilden vermag. Es sind nicht beliebig viele Hypothesen möglich. Auch die zwei schwarzen Punkte am oberen Bildrand werden durch ihre Umgebung spezifisch. Sie sind Elemente des Bildabschlußes, Haltepunkte der Ausdehnung. Sie sind wichtige Zeichen in diesem Raum zwischen der großen Hand des Flächenmannes und dem schwarzen Kopf der körperhaften Frau, eine Art des dritten gemeinsamen Ortes. Zusammen mit den zwei schwarzen Punkten in der rechten oberen Bildecke und den zwei schwarzen Punkten im Innern des Kopfprofiles bildet sich ein Dreieck, das fast parallel zum rechten Arm des Flächenmannes verläuft und in das der Kopf der Frau eingespannt ist. Sichtbar wird, daß die zwei schwarzen Punkte am oberen Bildrand auf eine andere Art spezifisch werden als die zwei schwarzen Punkte im Innern des Kopfprofiles. Sie sind verschieden, und dennoch bilden sie den Ausgangspunkt eines Zusammenhanges. Dieser erste, schnell gesehene

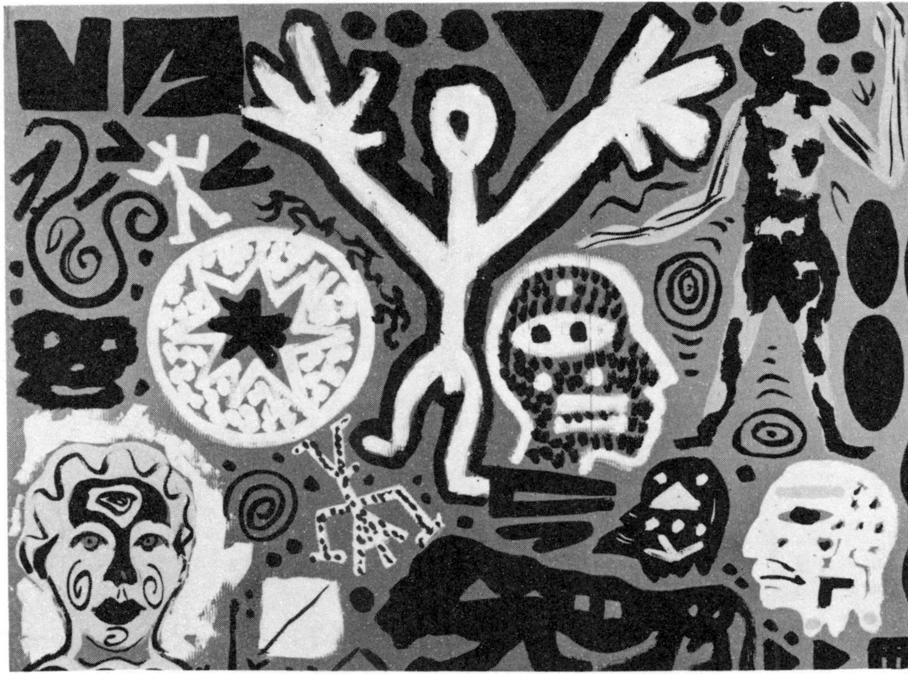

"Ohne Titel", 1984 150 x 200 cm, Kunstharz auf Wellkarton

Zusammenhang ist abstrakt-allgemein. Er gründet in einer Isolierung und Verdinglichung der verwandten Formeigenschaft. Das Auge/Gehirn reagiert mit dem schnellen Programm der Ähnlichkeiten. Auge und Gehirn sind kurzgeschlossen. Sobald das Auge und das Gehirn in einem kontradiktorischen Prozeß ein Element als situationsspezifisch erkennt, zeigen sich Unterschiede. (Kontradiktorischer Prozeß bedeutet: Das Auge sieht, darauf gründend, stellt das Gehirn eine Hypothese auf, die das Auge nicht findet, also muß die Hypothese genauer sein, das Auge findet Aspekte der Hypothese, also muß sie sich wieder verändern - ein unabschließbarer Prozeß, der durch persönliche Entscheidungen strukturiert wird, die abhängig sind von Interessen, Wünschen, Zielen. Weil dieser unabschließbare Prozeß nur durch persönliche Entscheidungen strukturierbar ist, also zu Handlungen, Gegenständen, zu Geschichte wird, spielt das Machtprinzip mit.)

Eine Zeitlang spielte ich mit dem Gedanken, den Begriff des konzeptuellen Bildes durch den Begriff "didaktische Tableaux" zu spezifizieren. Das Bild, vor dem man zwischen Gepacktwerden und Distanzierung (Durchdringung und Projektion) seine Erfahrungsweisen (Schauen/Denken, Erleben/Reflektieren) mehr oder weniger gefahrlos untersuchen, überprüfen, eingrenzen oder erweitern kann. Man kann dies machen, wie es im vorangegangenen Abschnitt versucht wurde, doch wird sich nach einiger Zeit zeigen, daß etwas daran nicht stimmt. Der Einsatz ist zu gering, weil keine Richtung da ist. Die Linie beginnt zu schlenkern, da das Ziel fehlt. Das Ziel fehlt, weil im didaktischen Augenblick die Welthaftigkeit verlorengeht. Es ist eine Diskrepanz zwischen der grundlegenden Welthaftigkeit der Zeichen und Bilder und der Methode, der Einstellung, der Haltung.

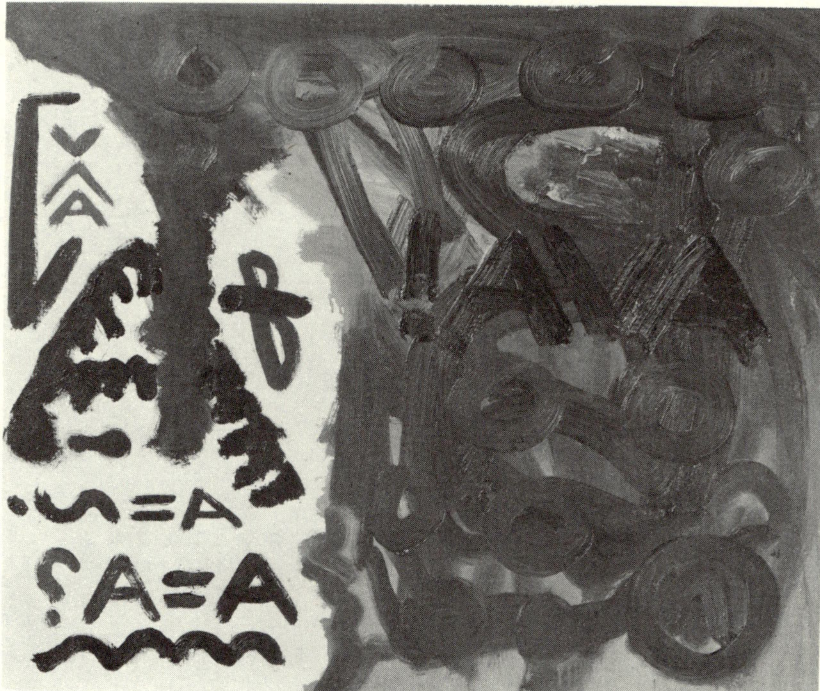

"Die Destruktion der Logik macht Fortschritte", 1980 60 x 70cm, Oel auf Leinwand

"Die Dekonstruktion der Logik macht Fortschritte", 1980, Öl auf Leinwand, 60 x 70 cm (Abbildung). – Das Bild besteht aus zwei Seiten. Links ein Farbraum, schwebend und dicht. Durch blaue und schwarze Zeichen hindurch zu einem braunen Zeichen und weiter zu einer roten Ebene. Es ist eine Raumdurchdringung, Ebene um Ebene, von der kalten Schattenbläue zu einem aus der Tiefe wachsenden heißen Rot. Diese Seite ist ein starkes Erlebnis. Sie ist für sich etwas. Sie ist Raum, Hitze, Kälte, Dichte. Sie ist Durchdringung. Viel mehr kann nicht gesagt werden. Die rechte Seite zeigt den weißen Grund des Bildträgers, auf den so Zeichen gesetzt wurden, daß der Blick stark der Bodenebene folgt. Man spürt Boden dort auf dem weißen Grund. Es sind die projizierten Zeichen, die den Boden bilden. Der Boden entsteht aus der Projektion. Der weiße Raum führt in die gleiche Richtung wie der Raum auf der linken Seite, zugleich führt er hinter den Farbraum. Erlebnistiefe und Bewußtseinsgrund. Zwei Seiten eines einzigen Bildes.

Welthaftigkeit heißt "dies ist", "dies ist jetzt und hier". Das Zeichen spricht, es ist Erfahrung. Analytisch bedeutet das, das Zeichen ist eine Analogie, die ich aber nicht dort, sondern hier finde, die Erfahrung ist hier. Weil die Erfahrung nur hier sein kann, spielt die Differenz mit. Beim Zeichen spielt, analytisch gesehen, sowohl das Analogieprinzip (als Rationalität, System, Identität) als auch das Differenzprinzip (als Intuition, Abweichung) eine Rolle. Man macht die Erfahrung, daß manchmal das Rationalitätsprinzip stärker ist, die Festigung von Identitäten, manchmal ist das Differenzprinzip stärker, die Abweichung. Beide Momente sind voneinander abhängig. Das System der Identitäten ermöglicht Differenzen, also sowohl planmäßige als auch intuitive Abweichungen.

Das planmäßig und intuitiv betriebene Spiel zwischen dem System von Identitäten und den Differenzen, Abweichungen wird Axiomatik genannt. P.s Arbeitsweise ist axiomatisch. Ausgehend von einem bestimmten Zeichenbestand, einem mehr oder weniger eingegrenzten Vokabular an Zeichen, sucht er nach immer wieder anderen Kombinationen, Beziehungsweisen, Varietäten, die das Zeichen selbst und auch die Beziehung zwischen den Zeichen (Dingen, Figuren) so verändern, daß der Sinnraum ausgeweitet wird. Sinnraum heißt das, was man sehen, denken, verstehen kann. Sinnraum meint Aussagemöglichkeiten über die Welt. (Bildhandlung ist Sinnhandlung. Erweiterter Sinn ist erweiterte Handlungsmöglichkeit.)

Am Anfang wurde hier gesagt, daß für den Maler das Gegebene die Fläche des Bildträgers sei. Seine Arbeit sei im wesentlichen eine Arbeit an dieser Fläche, mir ihr, gegen sie (die Fläche als Quelle, aus der sich durchkreuzende Wellen kommen). Das war mein Ausgangspunkt, als ich während Tagen die Bilder anschaute. Ich wollte allein vom Sehen her, von meinen Beobachtungen her zu einem Text gelangen. Nach Tagen des Sehens erkannte ich, daß das im Rahmen eines kleineren Textes nicht möglich ist, weil dann nur vereinzelte Beobachtungen notiert würden, die in Form eines Textes zufällig und beliebig wären.

Das Problem der Fläche war mein Ausgangspunkt. Wie schon gesagt wurde, gibt es bei P. keine bündige, für alle Bilder gemeinsame Antwort. Das liegt in seiner Intention - die Varietät, die Durchmischung und Neokombination. Beobachtungen gelten nur für die beobachtete Situation (für das betreffende Bild). Der Raumaufbau ist von Bildergruppe zu Bildergruppe verschieden. Oft spielt die Fläche, gerade bei den großen, stark reduzierten Zeichenbildern, eine wichtige Rolle (der Aspekt des Geschriebenen, eher als das Lesbare und weniger die sinnenfällige Anschauung). Oft ist sie ohne große Bedeutung, das heißt, sie ist wohl vorhanden, doch ohne Betonung und Nachdruck. Sie wird eingesetzt. Das Problem der Fläche, isoliert diskutiert, ist Malergespräch. Es ist ein Aspekt von etwas, das erst aus dem Zusammenspiel vieler Aspekte zum Sinnraum wird.

1984

Das Kunstwerk ist Teil der Welt und nicht Text oder Kommentar über die Welt. Da im gesellschaftlichen Prozeß der Übereinkunft, was Welt sei, die Sprache verwendet wird, bilden sich zwei Welten; die eine ist durch Sprache gebildet, die andere liegt außerhalb der Sprache. Die durch Sprache gebildete Welt legt sich als Kommentar oder Text über die Welt, also auch über das Kunstwerk.Wenn der Kommentar oder Text sich verdinglichen, entsteht Stil, weil in der Verdinglichung keine Veränderungsmöglichkeit mehr besteht. Das Kunstwerk als Stil ist Kommentar des Kommentars, Text des Textes.

Baselitz' Ästhetik ist eine Ästhetik der Brüche. Im Bruch wird mit dem Kommentar, also mit der Verdinglichung zum Stil gebrochen. Innerhalb des Oeuvres ist die Umkehrung des Bildmotives (1969) einer dieser Brüche.

Baselitz malt am Bild und nicht am Motiv. Das umgekehrte Motiv ist nicht Inhalt, weder als Umkehrung noch als Umgekehrtes; das umgekehrte Motiv ist auch nicht die Verneinung des Inhaltes. Kunst bezieht sich immer auf Vorhandenes, um die Differenz sichtbar zu machen, nicht die Differenz zu oder von, sondern einfach die Differenz. Kunst muß also in der Form dieser Differenz von etwas handeln, um zu sein. Dieses Handeln verweist auf die mit dem Verb 'sein' verbundene Funktion, die Welt schafft. Die Beibehaltung des Motives als Umkehrung ist die Konsequenz aus dieser Erkenntnis.

Die auf Differenz beruhende Autonomie bewirkt, daß das Kunstwerk auf exemplarische Weise Welt wird. Exemplarisch deshalb, weil durch die Kommentare und Texte (die Bedeutung) hindurchgegangen wurde; es bleibt zurück: die durch die Kommentare und Texte (die Bedeutungen) hindurchgegangene Erscheinung von Welt. Die Umkehrung des Motives zeigt diesen Durchgang.

Baselitz' Bilder (Graphiken, Zeichnungen, Malereien) gründen auf einem Höchstmaß an Kalkulationen und Kontolliertheit. Kalkulation bezieht sich auf die analytischen Voraussetzungen der Konzeption; das Resultat davon ist die Ästhetik der Brüche. Kontrolliertheit bezieht sich auf das Machen, auf die Arbeit am Bild; das umgekehrte Motiv hat in diesem Zusammenhang eine wichtige Kontrollfunktion. Ohne Höchstmaß an Kalkulation und Kontrolliertheit wäre es unmöglich, auf exemplarische Weise Welt sichtbar zu machen und zu erschaffen. 'Exemplarische Weise' bedeutet, daß das Besondere, was Welt ausmacht, erscheint. Und dieses Besondere liegt eingeschlossen und zugleich evident in der Sinnlichkeit (was heißt: *Da-Sein*).

Sinnlichkeit *(Da-Sein)* ist unpersönlich, neutral und ohne Handschrift. Sinnlichkeit *(Da-Sein)* kennt keine Sympathie und Antipathie. Sinnlichkeit *(Da-Sein)* ist das, was mit dem Verb 'sein' unmittelbar verbunden ist. Sinnlichkeit *(Da-Sein)* ist weder kulturell noch gesellschaftlich begründbar und erklärbar. Sinnlichkeit *(Da-Sein)* ist Natur im Sinne von Ursprung.

Baselitz' Bilder erschaffen Ursprung aus den Mitteln der Graphik, der Zeichnung und der Malerei. Es handelt sich also nicht um Erzählung, das wäre Kommentar und mithin Kunst als Stil, sondern um Schaffung des Bildes als Sinnlichkeitskonzentrat aus den Voraussetzungen des Bildes selbst.

Die Ästhetik der Brüche bestimmt bei Baselitz sowohl das ganze Oeuvre als auch die einzelnen Phasen und die einzelnen Werke. Die Brüche sind Verfahrensweisen, um Wiederholung zu verunmöglichen. Kategorien wie perspektivisch-illusionistischer Raum oder Flächigkeit gründen auf Sehweisen, die mit dem Bild als Stil verbunden sind, ohne grundsätzliche Probleme des Bildes und der Kunst zu tangieren. Die gleichzeitige oder von Bild zu Bild wechselnde Art der Räumlichkeit verweisen darauf, daß die prinzipielle Entscheidung für flächige oder perspektivische Räumlichkeit nichts weiter als Kommentar ist. Analog dazu spielt es keine Rolle, ob der Bildraum geometrisch oder aufgelöst, wild-malerisch, linear oder aus Farbflecken organisiert ist. Die Entscheidung über eine Organisationsweise ist immer eine Entscheidung für das Bild als Stil.

In den gleichen Zusammenhang gehört das, was als Zeichen-Gestalt im Bild erscheint. Ob Anordnung von Gegenständen, Teile einer Landschaft oder Figuren - die für das Bild wichtige Frage ist nicht die nach der außerhalb des Bildes liegenden Bedeutung, weil das Bild primär nicht aus Gegenständen, Teilen einer Landschaft oder Figuren besteht, sondern aus Flecken, Linien und Strichen. Wenn sekundär, also für das Bild unwichtig, vom Abgebildeten her, das ja als Umkehrung erscheint, das Bild kommentiert wird, wird aus dem Bild Sprache und nicht mehr Erscheinung von Welt (Sinnlichkeit, *Da-Sein*).

Die Ästhetik der Brüche zerstört die Beliebigkeit der Sehweise und das Spekulative des Kommentars, um dafür die Genauigkeit zu setzen, die auf den Voraussetzungen des Bildes selbst beruht. Das auf diese Weise entstehende Bild ist notwendigerweise fragmentarisch. Es ist Teil, der aus Teilen besteht, welche so organisiert sind, daß die Teile integrierte Elemente des Bildraumes werden.

Die Kunstformen des Modernismus gründen in einem Wettkampf der verschiedenen Sehweisen. Jede spezifische Sehweise ist ein Kommentar, also ein Bild als Stil. Das Bild bleibt abhängig von etwas, das in ihm selbst nicht enthalten ist. Von der Konzeption des Bildes her ist es unmöglich, von einer Autonomie zu sprechen. Immer besteht eine Sehweise, Ideologie, Theorie, die erkenntnistheoretisch, psychologisch, soziologisch oder sprachtheoretisch begründet ist, das heißt: immer ist ein Kontext vorhanden, eine vom Bild getrennte Theorie, die seine Wirklichkeit als konkretes, spezifisches Bild determiniert. Es herrscht eine Differenz von Bild und Denken. Das Denken selbst liegt nicht im Bild (kann nicht im Bild liegen), aber ohne dieses Denken ist das Bild sinnlos.

Bei Baselitz' Bildern geschieht nicht mehr oder weniger, als auf dem Bild sichtbar wird. Es ist mit sich selbst identisch. Die Bilder sind vom Kontext einer bestimmten Denkweise, die das Bild als Bild einsetzt, frei. Das Bild ist nicht Produkt eines Automatismus, sondern es ist kontrolliert durch das Strukturnetz der Elemente des umgekehrten Motives. Das Bild ist autonomer, kontrollierter, sinnlicher Gegenstand, der mit nichts anderem zu tun hat als mit sich selbst und der deshalb als Teil der Welt gesehen werden muß und nicht als Text oder Kommentar über die Welt.

1977

Editorische Notiz

- *Wenn abgesondert so sehr die Gestalt...* erschienen im Katalog der Ausstellung Agnes Barmettler, Galerie Raeber Luzern, April/Mai 1977
- *Die Kunst, das Ungleiche und die Kritik* erschienen in Kunst-Bulletin, Luzern, Oktober 1976
- *Malerei als Wirklichkeit - Baselitz, Kiefer, Lüpertz, Penck* erschienen in Kunst-Bulletin, Luzern, Februar 1978, geschrieben April/Mai 1977
- *Antonius Höckelmann - Der plastische Raum* erschienen im Katalog zur Ausstellung A.H.,Kunsthalle Bern, 1975
- *Georg Baselitz* erschienen im Katalog zur Ausstellung G.B., Kunsthalle Bern, 1976
- *Markus Lüpertz* erschienen im Katalog zur Ausstellung M.L., Kunsthalle Bern, 1977
- *Anselm Kiefer* erschienen im Katalog zur Ausstellung A.K., Kunsthalle Bern, 1978
- *Per Kirkeby - Zur Geschichte der Bilder* erschienen im Katalog zur Ausstellung P.K., Kunsthalle Bern, 1979
- *Anmerkungen vor den Bildern Pencks* erschienen im Katalog zur Ausstellung P.,Galerie Maeght Lelong, Zürich, 1984
- *Baselitz* erschienen im Katalog I zur documenta 6,Kassel,1977 und Katalog Biennale di Venezia, Venedig 1980